日本は慢性疼痛に
どう挑戦していくのか

一般財団法人
医薬品医療機器レギュラトリーサイエンス財団 | 企画・編集

野口光一, 柴田政彦, 福井 聖 | 監修

薬事日報社

執筆者一覧

■監修

野口光一 日本疼痛学会理事長／IASP2016横浜大会LAC 委員長 兵庫医科大学 学長

柴田政彦 大阪大学大学院医学系研究科 疼痛医学寄附講座 教授

福井　聖 滋賀医科大学附属病院ペインクリニック科 学際的痛み治療センター／
滋賀医科大学医学部附属病院 病院教授

■執筆 （執筆順）

野口光一 日本疼痛学会理事長／IASP2016横浜大会LAC 委員長 兵庫医科大学 学長

菊地臣一 福島県立医科大学 常任顧問／ふくしま国際医療科学センター 常勤参与

加藤総夫 東京慈恵会医科大学 痛み脳科学センター

仙波恵美子 大阪行岡医療大学医療学部理学療法学科

岩澤千鶴 星薬科大学 薬理学教室

葛巻直子 星薬科大学 薬理学教室

成田　年 星薬科大学 薬理学教室／先端生命科学研究センター（L-StaR）

津田　誠 九州大学大学院薬学研究院ライフイノベーション分野

矢吹省司 福島県立医科大学整形外科学講座

山下敏彦 札幌医科大学医学部整形外科学講座

井関雅子 順天堂大学附属病院麻酔科学・ペインクリニック講座

松原貴子 日本福祉大学健康科学部リハビリテーション学科

細井昌子 九州大学病院心療内科

橋本亮太 大阪大学大学院 大阪大学・金沢大学・浜松医科大学・千葉大学・福井大学連合小児発
達学研究科附属 子どものこころの分子統御機構研究センター／
大阪大学大学院医学系研究科情報統合医学講座精神医学教室

沖藤晶子 ユタ大学医学部麻酔科，Division of Pain Medicine

齋藤洋一 大阪大学大学院医学系研究科 脳神経機能再生学

中西美保 滋賀医科大学附属病院麻酔科

岩下成人 滋賀医科大学附属病院ペインクリニック科

牛田享宏 愛知医科大学学際的痛みセンター

北原雅樹 横浜市立大学附属市民総合医療センター 麻酔科 ペインクリニック

柴田政彦 大阪大学大学院医学系研究科 疼痛医学寄附講座

田口敏彦 山口大学大学院医学系研究科整形外科学

福井　聖 滋賀医科大学附属病院ペインクリニック科 学際的痛み治療センター

日本の慢性疼痛治療・研究の過去・現在・未来
―IASP2016 横浜大会を終えて―

Past, Present and Future of Chronic Pain Treatment in Japan.
― After IASP 2016 Yokohama : 16th World Congress on Pain. ―

日本疼痛学会理事長／IASP2016横浜大会LAC委員長　兵庫医科大学学長　**野口光一**

　第16回国際疼痛学会（IASP：International Association for the Study of Pain）の横浜大会が終了して1年が過ぎ，その興奮も過去の素晴らしき記憶と変貌しつつあります．IASPはご存じの通り，疼痛関係のトップ雑誌である『Pain』を発行する母体であり，疼痛分野における最大規模の学際組織で，疼痛治療・研究に関わる国際的活動を行うリーディング学会であります．1974年にDr. John J. Bonicaを中心に設立され，現在では130か国から7,000名以上の会員と，90か国に広がる支部，そして20の専門分科会（SIG：Special Interest Group）を持つ組織に成長しています．日本疼痛学会がIASPの日本支部をつとめております．

　IASPの活動目標（Vision Statement）は，「Working together for pain relief throughout the world（疼痛緩和のために国境を越えて協力）」であり，Mission（使命）として「IASP brings together scientists, clinicians, health-care providers, and policymakers to stimulate and support the study of pain and to translate that knowledge into improved pain relief worldwide.（IASPは科学者，臨床医，医療従事者，政策立案者をひとつに束ねて，疼痛研究の奨励・支援を行うとともに，そこから得られた知識を世界の疼痛緩和の向上に活用します）」を掲げています．

　このIASPの学術大会が世界疼痛学会（World Congress on Pain）であり，最近では2年に1回開催されています．世界中から数千名の疼痛専門家が集まり，実験科学から臨床診断，管理，予防など，疼痛に関わるあらゆる分野の最新情報を発表，討議しながら学ぶことで，疼痛研究・診療の発展を目指してきました．これまでは北米，南米，欧州とオーストラリアのみで開催されてきましたが，今回の横浜大会はアジアで初めての開催でありました．結果的に4,400名の参加者のうち，アジアからの参加者が40％弱という実績が得られ，アジア初開催の意義を充分果たせたと思います．日本人参加者は1,000名弱であり，外国人参加者が3,440名という，極めて国際色の強い，興味深い国際学会でありました．本学会に参加した若手医師や研究者から，まるで海外の学会に参加したような雰囲気だったとの感想も多数聞かれました．

　学術プログラムでは10数題のプレナリーレクチャー，70ほどのワークショップ・シンポジウム，さらにポスターセッション，ランチョンセミナーなどが多数行なわれ，基礎科学から臨床治療まで急性・慢性疼痛のすべてを網羅しておりました．各分野で日本人研究者・医師の講演・発表が多数見られ，海外研究者との活発な議論など，本当に素晴らしい学会であったと思います．IASPの理念であるinterdisciplinary（学際的）でinternational（国際的）な議論が出来ていたのではと感じました．

　このIASP横浜大会が成功裏に終わったの

は，大会を直接支えていただいた多くの皆様方をはじめ，日本の痛みの治療や研究に尽力されている大勢の方々のおかげと心より感謝しております．特に日本誘致に成功した最大の要因は，この何十年間痛みの治療と研究に携わり，国際的業績の発表により世界の中で高く評価されてきた日本の先輩達の業績であります．痛みの研究・治療への取り組みを少し遡ってみたいと思います．

IASPが創設された1970年代から1980年代は，1965年のMelzackとWallによるGate Control仮説をきっかけとして，痛みと鎮痛の研究が急速に進んだ時代であります．1976年のPerlらによる侵害受容器の感作（sensitization），1979年のBasbaumやFieldsによる下行性抑制系の仕事についての研究が特に有名であり，80年代に入ってからはWoolfらによる脊髄ニューロンの興奮性の上昇（中枢性感作）という画期的な概念が提唱されました．80年代後半にはアメリカ国立衛生研究所（NIH: National Institute of Health）のBennettらによって神経障害性疼痛モデルの先駆けであるCCIモデルが発表され，以降それまでの単純な炎症モデルや侵害受容モデルと異なる痛みのモデル（慢性痛モデルというにはいろいろ問題はあるものの）が開発され，痛み研究は新しい時代に入ったのです．

90年代には各オピオイド受容体がクローニングされ，1997年のカプサイシン受容体発見へと繋がってくるわけですが，これらはまさに分子生物学的研究手法が疼痛研究に応用された結果であり，疼痛研究は興隆期を迎えることになりました．それから現在までの約20年間，疼痛メカニズムに関する数多くの論文，仮説が発表され，それに基づく創薬研究も盛んとなりました．これに関しては，多くの読者の皆さんはご存じだと思いますので言及は避けたいと思います．ただ，新規疼痛メカニズムの解明が実際の創薬に結びつい

たか，という点に関してはいささか疑問が残り，痛みというターゲットが種々の理由で創薬に結びつくには困難な点があるわけです．痛みというものは個人の主観的な感覚であり，その定量化は動物であれ，ヒトであれ難しいことです．さらに痛みは精神的，感情的な修飾を受けやすく，痛み受容系は可塑的変化を示しやすいことも解析や理解を難しくしているなど，臨床研究も同様の理由で困難な点が数多く存在しております．メカニズムに関するレビューや最新の知見は本書にも多数紹介されると思いますが，一刻も早く新知見から創薬に結びつくものが現れることを祈るばかりです．

痛みの治療，臨床に関しても，この30〜40年で大きな変遷，進歩がみられます．IASPの設立者であるBonicaが指摘したがん性疼痛への理解・関心の低さは，それ以後のIASP，WHO，その他多くの個人，組織の努力の成果で大きく状況を変え，緩和医療チームによる集学的治療の段階へと入りました．日本でも世界に対して10数年の遅れはあるものの，がん性疼痛治療，緩和医療が確実に進歩し，多くの患者さんが救われているのは確かであります．今後我々が研究，そして臨床面で取り組む必要があるのは，がん性疼痛に加えて，極めて多くの方が苦しんでいる非がん性の慢性疼痛であることは間違いありません．慢性疼痛により巨額の国富が失われており，それに対する効果的な取り組みは絶対に必要です．さらに，慢性疼痛への対応なしに個々の患者の救済はあり得ません．欧米では慢性疼痛に対する多職種参加による治療によって数多くの患者が救われている状況があり，本邦においてもこうした取り組みを進めていく必要があります．

本書は，「日本は慢性疼痛にどう挑戦していくか」というテーマで，各分野の第一人者である先生方に執筆いただき，日本の慢性疼

痛治療，疼痛研究に貢献する目的で計画され
たと聞いております．先に述べました2016
年開催のIASP横浜大会をきっかけに，日本

の疼痛治療特に慢性疼痛への挑戦が新しいス
テージに入ることを祈念いたしております．

「日本は慢性疼痛にどう挑戦していくのか」
推薦の言葉

福島県立医科大学 常任顧問／ふくしま国際医療科学センター 常勤参与　**菊地臣一**

　21世紀に入り，先進国はもとより，中～低進国でも慢性疼痛への関心が高まっており，今に至っている．その理由の一つは，疼痛研究の進歩により齎されたものである．

　近年の疼痛研究が明らかにした事実をみてみる．まず，慢性疼痛は，痛みを惹起している局所の単なる痛みという捉え方では不充分な病態理解であるという事実である．慢性疼痛は，局所の問題に留まらず，短命，癌，認知症の発症や増悪など，人間のさまざまな健康障害に深く関与していることが明らかにされた．この事実は，少子高齢化が刻々と進行している先進国の間では，今，深刻な問題として受け止められている．

　次に，慢性疼痛には，疼痛を惹起している部位の病態だけでなく，精神医学的問題を含めた心理的因子が疼痛の増悪や遷延化に深く関与している事実が明らかにされた．社会的因子も，心理的因子と同様に，複雑に絡んでいることも明らかになった．近年，原因か結果は別にして，脳の組織や機能も慢性疼痛に深く関わっていることがわかってきた．これらの事実は，局所に焦点を当てた従来の治療体系では充分に対処しきれない事を示している．と同時に，多面的・集学的アプローチが治療の主軸として位置付けられることが必須であることも示唆している．

　ここで，慢性疼痛を個人の健康問題から離れて，社会的な視点からみてみる．各国の政府が，今，慢性疼痛の対策に積極的に取り組んでいる．それには，理由がある．

　その理由の一つは，慢性疼痛は，個人だけでなく，家族，地域，職場，国家にも深く影響を及ぼしていることが明らかにされてきているからである．慢性疼痛は，家族や地域に精神的，身体的，金銭的に大きな負担を強いる．職場では，慢性疼痛を有する人々が欠勤する結果，生産性が低下し，産業の国内や国際競争力が，結果として，低下してしまう．政府の立場からみると，腰痛を代表とする慢性疼痛は，医療費を含む社会保障費高騰の大きな原因になっている．これらの事実は，既に各国からの多くの報告で明らかになっている．

　もう一つは，慢性疼痛に対する治療体系が未だ確立されていないことが挙げられる．高いエビデンスを有する治療が存在しないのである．近年の医療技術の進歩により，保存か観血療法かを問わず，さまざまな治療手技が報告され，実践されている．しかし，いずれの治療も，明らかに慢性疼痛の転帰を改善したという報告は，現在のところ，無い．医療従事者や国民の慢性疼痛に対する認識は変えられても，治療成績や職場復帰率が向上したという事実は得られていない．

　コンピュータの発達は，EBM（evidence-based medicine）の導入や確立に大きく寄与している．多くの論文が発刊され，それを容易に分析できるようになった．前述したような事実を明らかにしたEBMの功績は大きい．一方で，EBMが明らかにしたのは，皮肉にも，NBM（narrative-based medicine）の大

切さである．すなわち，医療は全て科学的に解明されている事実だけで構成されている訳ではないのである．

　現在，慢性疼痛の論文が何千という単位で発表されている．医療従事者が，これらの論文を全て読み，評価するというのは，最早，不可能である．

　本書は，このような今という時代を背景にして発刊された．執筆者は我が国の最前線に立っている研究者達である．本書では，慢性疼痛はどこまで解明され，何が未解明な部分としてなお残っているのかが明快に記されている．その内容は，真に"挑戦"である．

　容易に，短時間で，流し読みできる本ではない．しかし，読む価値は充分にある．本書を推薦する．

目次

序 日本の慢性疼痛治療・研究の過去・現在・未来
　—IASP2016横浜大会を終えて— ·············· 野口光一　iii

推薦の言葉 ·············· 菊地臣一　vii

1章 痛みの最先端研究
—日本の疼痛基礎研究 up to date
1

1 痛みと情動の脳研究の立場から
　—慢性疼痛の脳メカニズム ·············· 3

痛みの生物学的意味はなにか？
　—苦しくなければ痛みではない ·············· 3
痛みはなぜ苦しいのか？—有害な状況を生
　き延びてきた我々の祖先の記憶 ·············· 3
痛みは脳のどこで処理されているのか？
　—痛みのマトリクス ·············· 4
情動とは何か？ ·············· 6
痛みと可塑性 ·············· 6
おわりに—痛み脳科学に基づく新しい痛み
　の理解と治療戦略 ·············· 9

2 慢性疼痛に対する脳科学的アプ
　ローチ—生物心理社会モデルとは？
·············· 11

はじめに—慢性疼痛とは ·············· 11
痛みに関するさまざまなモデルとアプローチ
·············· 11
痛みの中枢回路（ペイン・マトリックス）
·············· 14
慢性疼痛患者は何故「うつ」になりやすい
　のか？ ·············· 19
ストレス・慢性疼痛による「睡眠障害」の
　メカニズム ·············· 23
運動による鎮痛（EIH）と脳報酬系 ·············· 25

おわりに—慢性疼痛の治療における
　運動療法の役割 ·············· 26

3 疼痛制御機構メカニズムの解析と
　iPS/ES細胞研究による創薬につ
　いて ·············· 31

はじめに ·············· 31
hiPS細胞からの知覚神経細胞の誘導 ·············· 31
hiPS細胞由来知覚神経細胞の疼痛研究へ
　の応用 ·············· 32
hiPS細胞とエピゲノム修飾 ·············· 34

4 神経障害性疼痛のメカニズム解析
　とそれによる創薬について ·············· 37

はじめに ·············· 37
グリア細胞 ·············· 37
神経障害性疼痛と脊髄でのグリア細胞 ·············· 37
脊髄後角神経回路と神経損傷後の変化 ·············· 39
創薬への展開 ·············· 40
おわりに ·············· 40

2章 痛みの臨床研究と
最先端治療法
—臨床医の立場から今後の日本の
疼痛治療を考える
43

1 慢性疼痛の実態と運動療法 ·············· 45
はじめに ·············· 45

わが国における慢性疼痛保有者と治療の
　実態について ……………………………… 45
慢性疼痛治療が抱える課題と今後の展望に
　ついて ……………………………………… 47
慢性疼痛への運動療法とその効果 ………… 48
慢性疼痛に対する運動療法とその実践 …… 49
慢性疼痛への運動療法において欠かせない
　こと ………………………………………… 50
おわりに ……………………………………… 51

２ 整形外科領域における疼痛研究の現状と展望 ……………………………… 53
はじめに ……………………………………… 53
運動器疼痛の病態に関する研究 …………… 53
運動器疼痛の診断に関する研究 …………… 54
運動器疼痛の治療に関する研究 …………… 56
おわりに ……………………………………… 59

３ 麻酔科ペインクリニックの立場から ……………………………………… 61
ペインクリニックの診療概要 ……………… 61
ペインクリニック医の役割 ………………… 61
慢性疼痛に対するインターベンショナル
　治療 ………………………………………… 62

４ 慢性疼痛のリハビリテーションと理学療法 ……………………………… 69
はじめに ……………………………………… 69
慢性疼痛治療のアルゴリズム ……………… 69
慢性疼痛リハのグローバルスタンダード
　………………………………………………… 70
慢性疼痛に対する次世代の運動療法
　—"ただ運動すればよい"というもので
　はない— ……………………………………… 73
おわりに ……………………………………… 75

５ 日本における慢性疼痛難治化の実態を考える—心身医学の立場から
　………………………………………………… 79
要旨 …………………………………………… 79
はじめに ……………………………………… 79
慢性疼痛の難治化の要因は何か？ ………… 79
慢性疼痛難治例における心身相関 ………… 80

久山町における慢性疼痛研究 ……………… 81
情動障害や慢性疼痛の幼少期におけるプラ
　イミング仮説 ……………………………… 83
おわりに ……………………………………… 86

６ 精神科の立場から ………………… 89
はじめに ……………………………………… 89
精神疾患と痛み ……………………………… 89
慢性疼痛における身体疾患と精神疾患の
　分類 ………………………………………… 90
精神疾患総論 ………………………………… 92
精神疾患各論 ………………………………… 93
おわりに ……………………………………… 96

７ 慢性疼痛の治療における臨床心理士の役割：心理学と慢性疼痛 …… 97
慢性疼痛治療における心理学の貢献 ……… 97
痛みの臨床心理療法 ………………………… 102
学際的ケアチーム内での役割 ……………… 105
最後に：臨床心理療法はオートクチュー
　ルで ………………………………………… 106

８ 難治性神経障害性疼痛に対する反復経頭蓋磁気刺激療法（rTMS）
　………………………………………………… 111
はじめに ……………………………………… 111
反復経頭蓋磁気刺激療法（rTMS）とは
　………………………………………………… 112
日本での疼痛に対するrTMS多施設共同
　研究 ………………………………………… 114
一次運動野（M1）刺激による除痛のメカ
　ニズム ……………………………………… 115
おわりに ……………………………………… 116

９ 日本は慢性疼痛にどう挑戦していくのか—漢方治療の立場から— …… 121
漢方治療の基礎—漢方医学からみる痛み
　………………………………………………… 121
治療の考え方 ………………………………… 124
慢性疼痛における漢方治療の実際 ………… 126
今後の漢方治療 —慢性疼痛にどう挑戦し
　ていくのか ………………………………… 128
おわりに ……………………………………… 129

3章 慢性疼痛に対する医療体制，医療政策，医療者教育の課題と提言 —今後の日本方向性を考える 131

1 痛みセンター構築と日本での慢性疼痛医療の方向性について ……………………… 133

慢性疼痛医療の現状 …………………… 133
本邦における痛みセンター構築の取り組み …………………………………………… 133
痛みセンターを社会のなかで普及させていくために ………………………………… 135

2 痛みセンターの立場から 慢性痛診療，痛みセンターを取りまく内外の状況と課題 ……………… 139

はじめに ………………………………… 139
痛みセンターを取りまく世界の流れ …… 139
日本の状況 ……………………………… 141
おわりに ………………………………… 143

3 慢性痛の臨床研究，教育の日本での方向性 ………………………………… 145

はじめに ………………………………… 145
慢性疼痛研究の現状 …………………… 145
国内における慢性疼痛研究の課題 …… 147
慢性疼痛治療と研究の今後 …………… 148
おわりに ………………………………… 149

4 慢性の痛みに関する教育プログラム ……………………………………… 151

はじめに ………………………………… 151
慢性の痛みをめぐる現状 ……………… 151
「課題解決型高度医療人材養成プログラム —慢性の痛みに関する領域—」について ………………………………………… 155
今後の展望 ……………………………… 157
おわりに ………………………………… 157

5 最後に：日本は慢性疼痛にどう挑戦していくのか ～超高齢化社会，変革期の時代における慢性疼痛対策の重要性～ ……… 159

はじめに ………………………………… 159
超高齢化社会での健康寿命延伸，ストレス社会での慢性疼痛対策（一億総活躍社会に向けて） …………………………… 159
患者に寄り添った，支える医療への転換 ………………………………………… 162
日本での慢性疼痛対策に関する行政の歩み ………………………………………… 163
慢性疼痛の啓発活動の必要性 ………… 165
慢性疼痛医療の今後の方向性 ………… 165
まとめ …………………………………… 167
おわりに ………………………………… 167

索引 ……………………………………… 169

1章

痛みの最先端研究
―日本の疼痛基礎研究 up to date

痛みと情動の脳研究の立場から
―慢性疼痛の脳メカニズム

Emotion and Pain ―Neuroscience of chronic pain

東京慈恵会医科大学 痛み脳科学センター　**加藤総夫**

痛みの生物学的意味はなにか？
―苦しくなければ痛みではない

「痛み」は，個体の生存可能性を高めるうえで最も重要な機能の一つである．ヒト先天性無痛無汗症患者は，外傷，熱傷・凍傷，骨折，脱臼，そして関節破壊などを繰り返し，生命もしばしば脅かされる[1,2]．ショウジョウバエの*painless*遺伝子に変異を持つ幼虫は，高温に対しても逃避行動を示さず熱傷を負って死亡する[3]．「痛み」は個体が生存していくうえで必須の有害状況警告系であり，地球上の進化でなんとか絶滅せずに今日まで生き残った動物種はほぼ共通してそれに相当する機能を獲得し，その恩恵を被って繁栄してきた．

ところが，少なくとも医療のコンテクストでは，痛みは解決・解消されるべき「問題」である．進化で獲得された有効な生存戦略であったはずの痛みが，その苦痛ゆえに多くの患者を苦しめている．重要なことは，この二面性が「よい痛みとわるい痛み」があるために生じているのではなく，「痛み」がその生物機能を実現するために獲得した一つの本質的な特性によって生じているということである．なぜならば，「この苦しみを取り除きたい」と思わせられなければ，痛みは痛みとしての役割，すなわち，有害状況の警告としての役割を果たすことができないからだ．ヒトにとっても動物にとっても，苦しくなければ痛みではない．この生物学的特性の本質を理解することが，痛みの問題の複雑さを理解し，ヒトと動物に共通の「痛みのバイオロジー」を確立するために必要である．

痛みはなぜ苦しいのか？
―有害な状況を生き延びてきた我々の祖先の記憶

国際疼痛学会は痛みを「実際の，あるいは，潜在的な組織損傷に伴う，あるいはそのような損傷に関連して述べられる不快な感覚的・情動的体験」と定義している[4]．さらに「痛みは主観的なものである」と付記している．動物は痛みを「述べ」ないし，動物に「主観」があるかどうかわからないので，動物には痛みはない，という立場もありうる．だが，たとえば，侵害刺激を受けた動物は，その体験をした場所や環境を関連付けて記憶し，それを避けるように行動を変化させる．やけどをした場所や襲われた相手には近寄らない．げっ歯類や非ヒト霊長類を用いて進められている記憶や学習などの研究のほとんどは，電気ショックなどの軽い痛みを与えて行動の条件付けを行って進められている．そうしなければ，動物に何かを覚えさせることは難しい．これらは，痛みが動物にとって「避けるべき状況を記憶せよ」という強力な意味を持つことを物語っている．このような痛みによる条件付けは，アメフラシ，ショウジョウバエからヒトまで観察されている[5]．そこに「組織損傷に伴う不快な感覚的・情動的体験」

としての痛みが存在することを疑う理由はないように思われる.

他人や他種動物の痛みの苦しみを理解しうることを説明できる医学生物学的に妥当な唯一の解釈は,「痛みを,避けるべき状況が生じていると感じる能力を身につけた生物だけが進化の過程で適応し,生き残ったから」というものである. 進化の上では,ヒトも他人も,ネズミもアメフラシもショウジョウバエも,この能力に関してあまり変わらない. 痛みとは「不快な感覚および情動」であり,「常に不快でそれがゆえに情動的な体験」であるという定義がそれなりの説得力を持つのも,おそらくは痛みによって生き延びてきた「種を超えた連帯感」に起因している. このような連帯感が,痛みを訴える他人や「痛くて苦しいので何とかしてくれ」という患者の痛みへの共感を生み,医学や動物愛護の精神を生み出した.

このような「痛み」の重要な機能を実現するために,実装されていなければならない機能は,痛みの経験に応答して,その「感覚・行動プログラム」を変える,ということである. これもヒトと動物に共通の機能である. 有害な刺激から即座に身を離すだけではなく,組織損傷を受けた状況を覚えて避ける. あるいは,傷害や炎症のある間は,そのような状態を覚えておいてさらに身体に危機が及ぶような行動を避ける. ヒトでは,外傷後ストレス障害(PTSD)や,傷害を受けた後の受傷部位以外の痛覚過敏などに,このような感覚・行動プログラムの変化,すなわち,広い意味での「記憶」が象徴的に見て取られる. 滑って転んで腰を打った場所には近づかない,とか,痛みを感じる肩の角度よりも腕を動かさない,とか,あらゆる痛み行動になんらかの記憶がかかわっている. 驚くべきことに,このような行動の変化は,イカやタコ,あるいはアメフラシのような無脊椎動物でも

報告されている. すなわち,上記の痛みの機能を実現させて個体の生存可能性を向上させるには,組織損傷や炎症などを検出する侵害受容分子群やその興奮を中枢神経系に伝える機構に加えて,それらに基づいて,神経回路を適応的に変化させ,その後の行動を変える神経機能の創発が必要である. このような機能は「神経可塑性」によって実現される. 急性の組織損傷に対する回避行動から慢性的な痛みの苦痛まで,その基盤には神経可塑性がある. 神経可塑性は,生物が獲得した脳の機能の最も重要なもので,柔軟な環境への適応を可能にした. 脳のあらゆる部位で神経可塑性が生じる.

痛みは脳のどこで処理されているのか?—痛みのマトリクス

では,痛みは脳のどこで処理され,どこで神経の可塑的変化を引き起こしているのか? 1980年代後半に導入された陽電子断層法や,1990年に小川誠二博士によって開発された機能的MRI法が,痛み関連脳活動の解析に応用され,痛みを訴えるヒト脳の活動を3次元的に,かつ,非侵襲的に観察することが可能になった. それ以降,健常人における誘発急性痛,慢性痛患者における誘発痛および自発痛の機能画像の結果が多く報告され,痛みの脳機構の理解が革命的に書き換えられた[6,7].

図1はそれらの研究を通じて明らかにされた痛み関連脳領域を図式化したものである. 明らかにされたことは,(1)予想に反して,脊髄-視床-皮質体性感覚野に象徴される「古典的痛みの経路」の活性化は相対的に弱い[8],(2)むしろ,侵害受容入力は,きわめて多くの広範な脳領域を活性化する[9-11],(3)急性痛と慢性痛は異なる脳領域の活性化を特徴とする[12],そして,(4)慢性痛患者での誘発痛は自発痛とは異なる領域が活性化される[13],

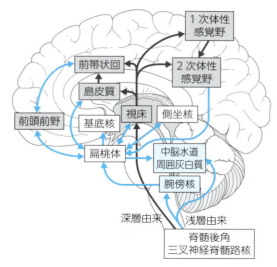

図1 痛みの脳内マトリクス

などである．あらゆる痛みに共通の特定の痛み中枢は存在せず，さまざまな痛みの与え方や異なる種類の痛みを訴える患者ごとに，それぞれ固有の領域が活性化することが見出された．だがその中でも，多くの種類の痛み刺激によって比較的共通に活性化を示す部位も見出され，これらの脳部位は集合的に「痛みのマトリクス」と呼ばれている[7,9,10,12,14]．この「痛みのマトリクス」の活動の総体が，我々の痛み体験を形成すると認識されるに至った（図1）．

しかもそれらは，痛みだけに特異的な領域というわけではない．図1の痛みのマトリクスの中には，(1) 意識の流れやワーキング・メモリーとしての中心的役割をになう前頭前皮質，(2) 有害情報によって成立する恐怖学習などの中枢である扁桃体，(3) 報酬予測・意思決定・共感や情動といった認知機能に（特にヒトにおいて）広く関与する前帯状回皮質，(4) 痛みの認知的体験や喜怒哀楽・不快感・恐怖などの感情体験に関与する島皮質，そして (5) 報酬や快感に関与する側坐核などが挙がっている．これらの部位は，痛みだけに限らず，いわゆる「意識」「情動」「報酬」などの機能に関与する代表的部位が含まれている．これはあくまで想像だが，進化上，このような「自己を守る」のに有益な生物学的機能が獲得され発展した時期に，これらの旧皮質や大脳辺縁系などの皮質下の脳領域が発達したのかもしれない．

「痛みには感覚的側面と情動的側面がある」という表現がある．この見解自身は間違いではないが，上述の痛みのマトリクスの大部分が情動に関係していること，そして，苦痛そのものが痛みの最も重要な機能の実現に直接的に関与していることを踏まえれば，このような二分法が生物学的な理解を助けるとは思えない．侵害受容情報を脳に伝える古典的な「痛み経路」が，これらの情動に関与する痛みマトリクスとどこでどのように相互作用するのかを理解することが，痛みの緩和を目指すうえでは有意義である．そこで必要になるのは，痛みと同じように，情動が生物の生存にとって必要な機能である，ということの再確認である．

情動とは何か？

情動という用語の定義・意味は，異なる学問分野ごとに大きく異なっている．「感情」は主観的だが「情動」は客観的に計測・評価できる，という立場があるが，これはあくまで，人間が，内省的観察に基づいて，多くの場合言語的に表現できる「感情」に対して情動を定義する，というヒト中心主義的な立場である．患者さんはヒトなので医学はヒト中心主義でも構わないのだが，それではいつまでも臨床と非臨床を結ぶトランスレーショナルな研究ができない．

ヒトの持つさまざまな能力の起源を他の動物種に見出したCharles Darwin（1872）は，情動を「個体の環境に起きた事態に対して自動的に生じ，個体の生存に有益にはたらく応答」と説明している．また，情動の脳内メカニズム，特に扁桃体の主要な関与を同定し，その概念を広めたJoseph LeDouxは，Darwinの流れをさらに発展させ，情動とは，「個体の生存可能性を増加させるべく進化した機構であり，脳が利用可能なリソースをそのために独占使用し，ほかのプロセスに割り込みをかけることによって個体が生命を脅かす事態に最優位の優先度で応答することを可能にする」と定義している（2010年日本での講演から）．

これらの定義に共通していることは，情動が，個体に発生した（生存を脅かす）事態に対応して生じる，結果として生存可能性を高める応答，と考えられている点である．この場合の情動は，「避けるべき」事態によって生じるもので，これを，負の情動，と呼ぶこともある．このようなボトム・アップ的立場から見れば，「痛み」とは，まさに，ここで定義されている「情動」という機能の一つの現れに他ならない．痛みだけではなく，嗅

覚，味覚，化学感覚などの「原始感覚」は，それぞれ，天敵や異性を奪い合う他個体の認知，消化管へ送達される毒物・腐敗物の検出，環境有害物質の検出などに関与しており，痛覚と類似した情動神経回路の活性化を引き起こす[15]．したがって，「情動」とは，自己の生存に関する何らかの価値（「aversive」「harmful」（有害）な，あるいは「attractive」「rewarding」（有益）な）を伴う状況や対象に対しての生物的応答・態度の表象であり，それが，行動・自律神経・内分泌系に影響を及ぼし，また，言葉を使う動物では，感情表現をもたらすもの，といえるかもしれない．「痛みはなぜ苦しいのか」という問題に答えるには，このような，痛み感覚と痛み情動を一つの機能のもとに一体化した総合的活動ととらえる視点が必要である．

痛みと可塑性

神経可塑性は，神経系の機能や構造が柔軟に変化する現象もしくは能力であり，特定の分子・細胞メカニズムによって実現されている．最もよく調べられているのは記憶と学習にかかわる可塑性であり，外界の状況や環境からの感覚入力に応答してシナプスや神経結合が巧みに変化することによって神経系に「書き込」まれていく．「柔軟に変化する」という表現は正確には不適切で，可塑性の本当の意味は，ある形からある形に柔軟に変わりうるし，しかも，その形にとどまってもいる，ということである．粘土をどんな形にでもできることに似ている．ただふにゃふにゃしているだけではない．

「痛み」においても，脊髄から脳に至るさまざまな部位で，神経可塑性が生じる．もっともよく知られた例は，神経障害性疼痛モデルなどで生じる脊髄後角の「wind-up現象」

である．これは，強く連続する1次求心性侵害受容器線維からの入力によって，2次ニューロンへの伝達に関与するシナプス伝達の増強が起きる現象で，「痛覚過敏」の基盤脊髄機構の一つと考えられている[16]．海馬で見られる長期増強現象（いわゆるLTP）と類似した分子機構が関与している．このような「同じ強さの入力に対して生じる結果の応答が増強する」という現象によって，炎症や傷害がある部位に対する機械的・熱的刺激を回避する閾値が低下し，回避行動も亢進するため，組織損傷の修復過程の効率化・迅速化に貢献する．

このような可塑的変化が起こるのは脊髄レベルのみではない．たとえば，脊髄後角浅層ニューロンからの入力の大部分（ラット腰髄由来で95％）を直接受ける腕傍核から扁桃体中心核への興奮性シナプス伝達は，炎症性疼痛モデル，神経障害性疼痛モデル動物などで著しく増強する．わずかな侵害受容器からの入力で多くの扁桃体中心核ニューロンが強く興奮するようになるため，この増強には，侵害受容と情動生成の連合を強める働きがあると考えられている[17-21]．さらに，この腕傍核-扁桃体中心核シナプスは，痛みだけではなく，電気ショックなどと連合された音刺激などによって獲得される「恐怖・脅威学習」においても増強を示し[19]，この増強こそが「痛みと情動」の連合記憶の成立の鍵を握っている．組織損傷を起こしうる状況の記憶・予測に基づく回避を可能にするのがこのシナプス可塑性である．加えて，扁桃体中心核のextracellular signal-related kinase（ERK）の薬理学的リン酸化が，後肢の痛覚過敏を引き起こす事実も報告されており[22]，上記のような痛覚過敏には，末梢性や脊髄性のメカニズムだけではなく，脳内の可塑的変化が関与している可能性がある．

このような，痛みモデルにおけるシナプス可塑性（ほとんどの場合，興奮性シナプス伝達の増強）は，たとえば上述の「痛みのマトリクス」のほとんどの部位で報告されている（図2）．痛みは非常に強力な脳内可塑性誘発因子であるといってよい．慢性痛モデル動物においてみられるこれらのシナプス伝達増強は，痛覚に関連した入力のシナプス伝達効率が慢性痛によって増大するということを意味しており，情動の形成や意思決定などのプロセスに，痛みの情報がより強い影響を及ぼすようになる可能性，つまり，「痛み」がほかの脳活動プロセスに「割り込み」やすくなることを意味している．

さらに，近年の脳機能画像化法の進歩によって，慢性痛の患者の脳活動を特徴づける可塑的変化の実態が明らかになってきた．Apkarianらのグループは，背部痛を訴える患者を対象に，安静時機能的MRI画像を3年間にわたって撮像し続けた．自発痛を感じているときにその程度を指示できる特殊な装置を被検者に持たせ，その際の安静時機能的MRI画像を取得した[23]．その結果，疼痛関連回路（前帯状回と島皮質）および，報酬回路（側坐核）の活動が，痛みの訴えの持続にかかわらず低下し続けるのに対し，情動回路（扁桃体と内側前頭皮質）の活動は亢進し続けることを見出した（図3）[24]．興味深いことに，これらの変化は，薬物療法，認知行動療法，自然治癒などによって（治療法に関係なく），慢性痛の症状が1年～3年で緩和した患者群では，ほぼ健常群と変わらないレベルに戻ったという．

このような極めて珍しい長期間にわたる慢性痛患者の脳活動評価で見出された変化は，単に侵害受容系が活性化して痛覚過敏や自発痛の症状を呈しているのではなく，それに対して応答する脳内痛みマトリクスの伝達効率，その活動に依存する下行性疼痛制御系の活動状態などが変容することによって「慢性痛」状態が形成されていると考えられる．こ

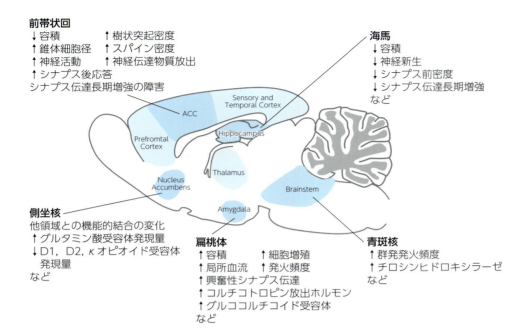

図2 げっ歯目痛みマトリクスに生じる痛み関連神経可塑性
(Yalcin, et al.：Neurosci Biobehav Rev. 2014；47：154-164を改変)

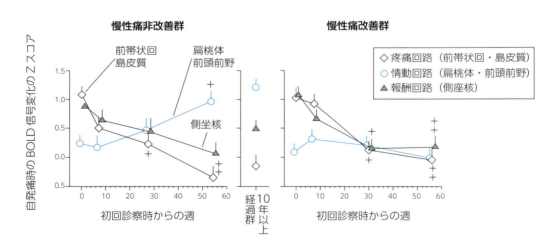

図3 fMRIによる自発痛関連脳活動の長期評価
(文献23を改変)

のような外れた状態でシステムが安定する平衡状態を，ホメオスタシスと対照させて，「アロスタシス」平衡状態と呼ぶ[25]．慢性痛の脳の状態はアロスタシス平衡ということができる．慢性痛の治療は，このようなシステム全体のアロスタシス平衡を対象として，その平衡状態を，別の，日常生活に支障のない状態にシフトさせて，その機能を是正することを

目指す必要がある.

おわりに
―痛み脳科学に基づく新しい 痛みの理解と治療戦略

　痛みの苦しみと立ち向かうには，生物進化上の痛みの存在意義を問うことを避けては通れない．痛みは，個体の生存のために多様な意味において有益であり，苦しくなければその役割を担うことはできない．そして，その役割を実現するために，脳内の広範な位置に局在する情動に関係する多層的な神経回路が動員される．その状態の評価には，多元的な脳機能画像評価や，連合記憶を利用した情動行動の評価が必須である．その結果，痛みの客観的なバイオメーカー（脳指標）が見出されるだけではなく，各個人ごとの痛みの脳内の変化様式の分類や類型の評価（たとえば，扁桃体亢進型，とか，下行性制御系亢進型とか，脊髄ノルアドレナリン欠乏型，などといった痛みの細分類）が可能となり，慢性痛の治療にも，オーダー・メイド医療～プレシジョン・メディシンの考え方が応用され，それぞれの患者に最も適した治療法が施されることも期待される.

文献
1) Todd AJ : Neuronal circuitry for pain processing in the dorsal horn. Nat Rev Neurosci. 2010, 11(12), 823-836.
2) Haga N, Kubota M, Miwa Z : Hereditary sensory and autonomic neuropathy types IV and V in Japan. Ped Internat. 2015, 57(1), 30-36.
3) Tracey Jr., WD, Wilson RI, Laurent G, Benzer S : painless, a Drosophila gene essential for nociception. Cell. 2003, 113(2), 261-273.
4) Pain terms : a list with definitions and notes on usage. Recommended by the IASP Subcommittee on Taxonomy. Pain. 1979, 6(3), 249.
5) Ledoux J : The Emotional Brain : The Mysterious Underpinnings of Emotional Life.

Simon & Schuster, 1998.
6) Peyron R, Laurent B, García-Larrea L : Functional imaging of brain responses to pain. A review and meta-analysis(2000). Clin Neurophysiol. 2000, 30(5), 263-288.
7) Price DD : Psychological and neural mechanisms of the affective dimension of Pain. Science. 2000, 288(5472), 1769-1772.
8) Rainville P, Duncan GH, Price DD, Bushnell MC : Pain affect encoded in human anterior cingulate but not somatosensory cortex, Pain. 2008, 968, 1997.
9) Brooks J, Tracey I : From nociception to pain perception : imaging the spinal and supra-spinal pathways. J Anat. 2005, 207(1), 19-33.
10) Tracey I, Mantyh PW : The cerebral signature for pain perception and its modulation. Neuron. 2007, 55, 377-391.
11) Denk F, Mcmahon SB, Tracey I : Pain vulnerability : a neurobiological perspective. Nat Neurosci. 2014, 17(2), 192-200.
12) Bushnell MC, Ceko M, Low LA : Cognitive and emotional control of pain and its disruption in chronic pain. Nat Rev Neurosci. 2013, 14(7), 502-511.
13) Kulkarni B, Bentley DE, Elliott R, Julyan PJ, Boger E, Watson A, Boyle Y, El-Deredy W, Jones, AK : Arthritic pain is processed in brain areas concerned with emotions and fear. Arthr Rheum. 2007, 56(4), 1345-1354.
14) Kuner R : Central mechanisms of pathological pain. Nat Med. 2010, 16, 1258-1266.
15) 福土 審編：原始感覚と情動―生体防御系としての情動機構とその破綻. 医学書院, 2010.
16) Hamba M, Onodera K, Takahashi T : Long-term potentiation of primary afferent neurotransmission at trigeminal synapses of juvenile rats. Eur J Neurosci. 2000, 12(3), 1128-1134.
17) Sugimura YK, Takahashi Y, Watabe AM, Kato F : Synaptic and network consequences of monosynaptic nociceptive inputs of para-brachial nucleus origin in the central amygdala. J Neurophysiol. 2016, 115(3), 2721-2739.
18) Sato M, Ito M, Nagase M, Sugimura YK, Takahashi Y, Watabe AM, Kato F : The lateral parabrachial nucleus is actively involved in the acquisition of fear memory in mice. Mol Brain. 2015, 8(1), 22.
19) Watabe AM, Ochiai T, Nagase M, Takahashi Y, Sato M, Kato F : Synaptic potentiation in the nociceptive amygdala following fear learning

in mice. Mol Brain. 2013, 6(1), 11.

20) Nakao A, Takahashi Y, Nagase M, Ikeda R, Kato F : Role of capsaicin-sensitive C-fiber afferents in neuropathic pain-induced synaptic potentiation in the nociceptive amygdala. Mol Pain. 2012, 8(1), 51.

21) Ikeda R, Takahashi Y, Inoue K, Kato F : NMDA receptor-independent synaptic plasticity in the central amygdala in the rat model of neuropathic pain. Pain. 2007, 127(1-2), 161–172.

22) Carrasquillo Y, Gereau R. W : Activation of the extracellular signal-regulated kinase in the amygdala modulates pain perception. J Neurosci. 2007, 27(7), 1543-1551.

23) Hashmi JA, Baliki MN, Huang L, Baria AT, Torbey S, Hermann KM, Schnitzer TJ, Apkarian AV : Shape shifting pain : chronification of back pain shifts brain representation from nociceptive to emotional circuits. Brain. 2013, 136, 2751-2768.

24) Vachon-Presseau E, Tétreault P, Petre B, Huang L, Berger SE, Torbey S, Baria AT, Mansour AR, Hashmi JA, Griffith JW, Comasco E, Schnitzer TJ, Baliki MN, Apkarian AV : Corticolimbic anatomical characteristics predetermine risk for chronic pain. Brain. 2016, 139, 1958-1970.

25) Garland, EL, Froeliger B, Howard, MO : Allostatic dysregulation of natural reward processing in prescription opioid misuse : Autonomic and attentional evidence. Biol Psychol. 2015, 105, 124-129.

1章 2 慢性疼痛に対する脳科学的アプローチ
―生物心理社会モデルとは？

Understanding of Chronic Pain based on Brain Science

大阪行岡医療大学医療学部理学療法学科　**仙波恵美子**

はじめに
―慢性疼痛とは

　急性の痛みは，組織の損傷や病変の存在を知らせるという生体防御機構の一つとして重要な意味を持っている．NSAIDsなどの薬剤で炎症を抑え，組織の傷が修復されることにより，痛みも治まる．しかし，傷が癒えても，あるいは傷もないのに痛みが続く場合がある．その中には，原因（きっかけ）となるような疾患や傷害があるものとして，神経障害性疼痛（neuropathic pain：NPP），CRPS Type 1, Type 2, 肩手症候群（固定療法による不動から，上肢の萎縮・痛みを来たす），帯状疱疹後神経痛などがある．一方，原因となるような構造的な異常が見られないものとして，線維筋痛症（fibromyalgia：FM），慢性腰痛（chronic low back pain：CBP），顎関節症（temporomandibular disorder：TMD），過敏性腸症候群（irritable bowel syndrome：IBS）などがあり，これらは機能性疼痛症候群，中枢機能障害性疼痛と呼ばれている．私たちの脳が創り出しているのではないかと考えられる痛みである．

　これらの痛みは，薬剤に対して反応しないことから，難治性疼痛と呼ばれる．例えば，神経障害性痛の薬物療法ガイドライン（IASP）で第一選択薬とされているものでもその治療必要数NNT（= number needed to treat）を見てみると，三環系抗うつ薬で3.6，SNRIで6.4，プレガバリンでも7.7となって

いる．これは痛みが50％軽減するのが3.6〜7.7人に1人（10〜25％にしか効かない）であり，すなわち薬物が効かない人の方が多いということである．それでも他に適当な治療法がないため，薬物の使用は高用量化・長期化し，さまざまな副作用に苦しめられるということになる．また，新規薬剤の開発が停滞していることから，薬に頼らない治療法，例えば認知行動療法や運動療法などが注目されるようになってきた．本稿では，脳はどのようなメカニズムで痛みを慢性化させるのか，どのようにしたら慢性疼痛を克服できるのか，ということについて述べる．

痛みに関するさまざまな
モデルとアプローチ

1 痛みの多層モデル

　痛みをどう捉えるかという考え方（モデル）が生まれ，そこからさまざまなアプローチが生まれる．John D. Loeserにより提唱された「痛みの多層モデル」（A model for conceptualizing the multilayered nature of pain）（図1A）は，痛みを「侵害受容（nociception）」，「痛み知覚（perception of pain）」，「苦悩（suffering）」，「疼痛行動（pain behavior）」の4層構造として捉えた．苦悩やそれに伴う疼痛行動まで含めて患者の痛みとして捉えたところが新しく，現在の痛みに対する認知行動療法の基礎となる考え方といえる．強いストレスを受けてうつ状態に陥るなど，特別な状況下では認知

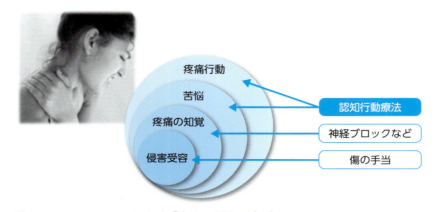

図1A　John D. Loeserによる「痛みの多層モデル」
「痛み」は受容，知覚，苦悩，疼痛行動の4層構造から成り，それぞれに対する治療的アプローチを示す．

に歪みが生じ，悲観的に考えがちになって非適応的な行動が強まる．認知行動療法では，そのような考え方の偏りに気付かせ，行動を修正していくのである．

2 生物心理社会モデル

従来の「生物医学モデル」に基づく医学研究は，疾患の原因や病態生理の解明，新しい治療薬・治療法の開発などに画期的な成果を挙げてきた．しかしこのモデルでは，個々の患者が抱えるさまざまな背景は考慮されず，治療は画一的なものとなるきらいがある．個々の患者の痛みに向き合うためには，患者が抱える心理的，社会的問題も含めて，統合的に捉えなければならないとする立場が，自然の流れとして出て来た．Engelは1977年，「生物医学モデル」に対するアンチテーゼとして，「生物心理社会モデル」を提唱した[1]．本モデルに基づいてさまざまな領域の医療者がチームで治療にあたることにより，患者が抱える問題に多面的に取り組むことが可能になり，実際の医療の現場において効果を発揮している．本モデルは，慢性疼痛の治療における集学的治療の必要性の根拠となっている．

慢性疼痛における「生物心理社会モデル」では，長引く痛みの原因は，検査で明らかになった体の異常（生物学的要因）とともに，年齢，家庭や職場の環境，社会的立場などに起因するストレス環境（心理社会的要因）の中にあると考える．IASPでは，このような運動器の慢性疼痛の治療に，「認知行動療法」や「理学・運動療法」を取り入れることを推奨している．例えばBroxらは，「慢性腰痛症例」を対象に，従来の腰椎固定術治療と，手術を行わず「認知行動療法」と「理学・運動療法」の組み合わせで治療する2つの治療法に振り分け，1年後にその成績を比較した．結果，どちらの治療法でも改善が得られ，改善度にも差は見られなかったと報告している[2]．

3 恐怖−回避モデル

1983年にLethemらが提唱した「恐怖−回避モデル fear-avoidance model」[3]（図1B）は，痛みが慢性化する悪循環のプロセス（痛み➡恐怖➡痛みの破局化➡回避➡不動➡疼痛増強）を見事に説明し，治療への手がかりを与えてくれるものである．人は身体に痛みを感じると，それを深刻な障害のサインと考えて多かれ少なかれ不安と恐怖心を抱く．受傷して痛みを体験した場合，それに対して対峙するか，回避するかの2つの反応様式をとる．

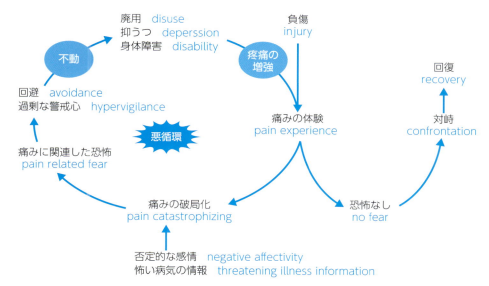

図1B Lethemらによる「恐怖―回避モデル」Fear-avoidance model
痛みが慢性化する悪循環のプロセスを示す．

痛み体験に対峙することができれば回復するが，回避しようとすると痛みに対する恐怖心はさらに強まる．その結果身体への注意集中や過度のとらわれが形成され，恐ろしい病気の情報や否定的な感情も加わって，痛みの破局化が生じる．その結果，患者は痛みへの注意を過度に集中させ，痛みを増強させる可能性のある行動を控えようとする（不動）．これらが身体能力の低下と障害，疼痛の増強，抑うつ気分へとつながっていく．この恐怖心と回避の悪循環の中で痛みが維持・増強されていくのである．

「痛みの破局化思考」とは，臨床心理学者Albert Ellis（1913〜2007）によって考案された用語で，痛みの遷延化をもたらす重要な因子の一つである．痛みの破局化思考の3要素は，①反復（何度も痛みを考えてしまう），②拡大視（痛みを必要以上に強い存在と感じる），③救いのなさ（痛みから逃れる方法がないと考える）である．神経障害性疼痛や線維筋痛症，非特異的な腰痛の患者では，痛みの破局化思考の傾向が強い．

4 慢性疼痛・うつ・睡眠障害の三つ巴（triad）モデル

これまで疼痛の基礎研究（basic pain research）は「生物医学モデル」に基づいて行われ，多くの成果が挙げられてきたが，今後は，「生物心理社会モデル」に基づいた疼痛研究の確立が必要になると思われる．すなわち「生物心理社会」要因がどのように働いて，慢性疼痛の病態を形成するかということを科学的に明らかにすることである．

筆者らはこれまで，「慢性疼痛」とそれに伴うさまざまな症状（comorbidity），つまり「うつ」や「睡眠障害」などの根底には，ストレスをはじめさまざまな心理社会的要因が存在するという作業仮説に基づいて研究を進めてきた（図2）[4]．慢性疼痛もうつも睡眠障害も，ストレスの影響を強く受ける．ストレスにより痛みは増強し，睡眠は障害されるし，社会的敗北ストレスなどのストレスモデルで，動物がうつになることについても多くの報告がある．心理社会的要因としては，陰性情動としてのストレスだけではなく，陽性情動と

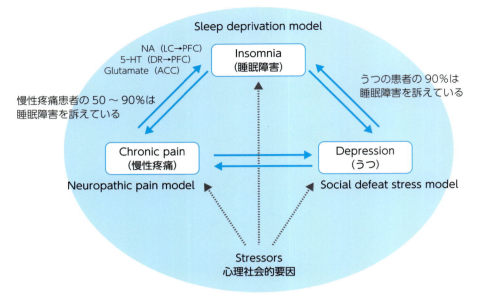

図2 慢性疼痛・睡眠障害・うつのtriadに影響を与える心理社会的要因
慢性疼痛患者の50〜90％が不眠を訴え，不眠症患者の50％が慢性疼痛を持っている．また，うつの患者の90％が，寝つきの悪さ，中途覚醒，早朝覚醒などの睡眠障害を訴える．心理社会的要因としてのストレスは症状を悪化させるが，運動やエンリッチ環境は症状を改善させると考えられる．慢性疼痛，睡眠障害，うつを来たす動物モデルとして，神経障害，断眠，社会的敗北ストレスなどがよく用いられる．
（文献4より改変）

してのエンリッチ環境（遊具などのある広い飼育環境）や運動，笑いなども含まれ，それらはストレスとは逆に，慢性疼痛やその合併症を改善する可能性がある．今後はそれらを治療に取り入れることも視野に入れる必要があると思われる．本稿では，本モデルの根底にある神経メカニズムについて概説し，三つ巴（triad）からの脱却の糸口を探る．

痛みの中枢回路（ペイン・マトリックス）

1 急性の痛み刺激で活性化される脳領域

健常人に対する急性の痛み刺激で脳画像上活性化されるのは，一次・二次体性感覚野（S1, S2），島皮質（insular cortex：IC），前帯状回（anterior cingulate cortex：ACC），前頭前野（prefrontal cortex：PFC），視床である．これらの中で最も確実に活性化するのは，ACCとICであるが，これらの領域は多くの感覚情報が統合されるところで，痛みの経験と評価，予期や情動，疼痛抑制などに関わる．ACCは，VPL, VPMなどの外側核群の他，内側視床（束傍核，背内側核）からも入力を受ける．ICも視床からの痛覚情報を受ける．側坐核（nucleus accumbens：NAc）や扁桃体（amygdala：Amyg）も痛み刺激により活性化されるが，脊髄-脚傍核-扁桃体路によると思われる．中脳中心灰白質（periaqueductal grey：PAG）も，複数の上行経路を介して痛み刺激により活性化される．S1, S2は，痛みの部位，持続など痛みの識別に働く．その他，一次運動野（M1）や運動前野，補足運動野（supplementary motor area：SMA），PFCなども活性化される．

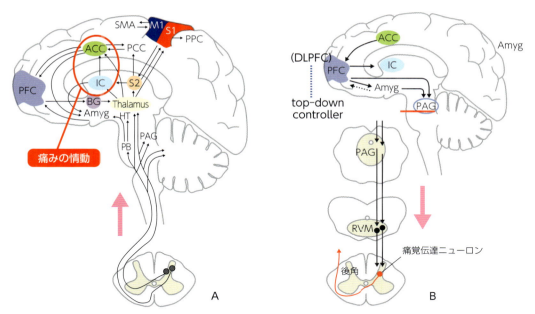

図3 痛覚伝達により活性化する脳領域（ペイン・マトリックス）（A）と下行性疼痛調節系（B）
ACC (anterior cingulate cortex：前帯状回), Amyg (amygdala：扁桃体), BG (basal ganglia：大脳基底核), HT (hypothalamus：視床下部), IC (insular cortex：島皮質), M1 (primary motor cortex：一次運動野), PAG (periaqueductal grey；中脳中心灰白質), PB (parabrachial nucleus：脚傍核), PFC (prefrontal cortex：前頭前野), PCC (posterior cingulate cortex：後部帯状回), PPC (posterior parietal cortex：後頭頂葉), RVM (rostral ventromedial medulla：吻側延髄腹内側部), SMA (supplementary motor area：補足運動野), S1/S2 (primary and secondary somatosensory cortical areas：一次および二次体性感覚野), PFCは，背外側部のDLPFC (dorsolateral PFC)，内側部のmPFC (medial PFC) 眼窩部のOMPFC (orbitomedial PFC) に分けられる．

（文献2より引用一部改変）

痛み刺激により同時に活性化するこれらの領域はペイン・マトリックスと呼ばれ，痛みの受容とともに痛みの強度・不快さを表すと考えられている（図3A）[5]．PFCはさまざまな領域に分けられ，その背外側部と腹内側部／眼窩部は拮抗的に働くと考えられている[6]．前頭前野背外側部（dorsolateral PFC：DLPFC）は，痛みを制御するtop-down controllerとして苦痛を和らげる方向に働くのに対し，内側部（medical PFC：mPFC）あるいは眼窩部（orbitomedial PFC：OMPFC）-NAc-内側視床のネットワークは痛みの情動的側面に関与する．

2 脳の過剰興奮と下行性疼痛調節系

これら上位脳の興奮は，下行性にPAGや吻側延髄腹内側部（rostral ventromedial medulla：RVM），背外側橋被蓋（dorsolateral pontine tegmentum：DLPT）などに伝わり，そこからさらに脊髄後角に投射して痛みの調節に関わっている（下行性疼痛調節系）（図3B）．PAGは大脳辺縁系・視床下部などから幅広い入力を受け，RVM，DLPTに投射する．PAGから脊髄への直接の投射はない．PAG-RVM-脊髄後角系は，これまで専ら疼痛抑制系と考えられてきたが，さまざまな病態において疼痛を強める方向にも働くことがわかってきた．持続する身体の痛みは，ACCやAmygなど脳の各部位においてGlu作動性の神経伝達を強め，GABA系の伝達を減弱させるが，中枢性疼痛症候群では，このような上位脳の過剰興奮がPAG-RVM系を介して全身の痛覚過敏を引き起こしている可能性がある[7]．

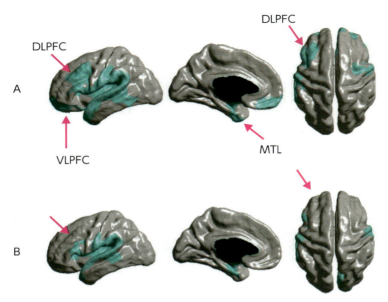

図4 慢性腰痛の患者で見られるDLPFCの萎縮が治療により改善する
A：慢性腰痛の患者で萎縮が見られる大脳皮質の領域
B：腰痛の外科的治療の6か月後，DLPFCの萎縮が改善していることを示す．

（文献9より改変）

また，ストレスでも脳内各領域においてGABA系の伝達が減弱してGlu優位となる．FMなどの機能性疼痛症候群では，ストレスにより痛みが増強するという特徴が顕著であり，そのメカニズムとして脳の過剰興奮と下行性疼痛増強が関与するのではないかと考えられる[7]．

3 慢性疼痛患者の脳は萎縮している

長期にわたって慢性疼痛を患う患者では，脳の構造的変化が起こっていることが，2004年Apkarianらによって示された[8]．灰白質の萎縮が，ACC，IC，視床，PFCなど痛みの処理や調節に関与する領域や海馬で起こっていることは，その後多くの報告により明らかにされた．慢性疼痛の持続期間が長いほどその萎縮の程度は強いため，灰白質の変化は長期にわたる痛み入力の結果であることを示している．動物実験でも，数か月間の神経障害性疼痛（neuropathic pain：NPP）によりPFCの萎縮が起こることが示されている．

灰白質の減少は，神経組織（ニューロンやグリア）の萎縮，血管や細胞外組織の減少によると思われる．灰白質の減少が神経細胞の変性によるとする説もあるが，手術や治療により痛みが消失すると灰白質の減少がもとにもどるので，灰白質の萎縮の原因は神経細胞死ではなく，ニューロンの樹状突起の減少やシナプス密度の減少，あるいはグリア細胞の減少によると思われる．従って，治療により萎縮は改善する可能性がある．

実際，Seminowiczらは，慢性腰痛患者で見られたDLPFCの萎縮が，手術後6か月で改善することを報告している[9]（図4）．DLPFCの萎縮は痛みの抑制系の減弱を来したものと思われる．ペイン・マトリックスの中でもPFCの役割が注目されており，中でもDLPFCは痛みのtop-down controllerとして働く他，意志決定や危険の回避，目的に合った行動の選択，作業記憶など認知機能の中枢としても重要な働きをしている．

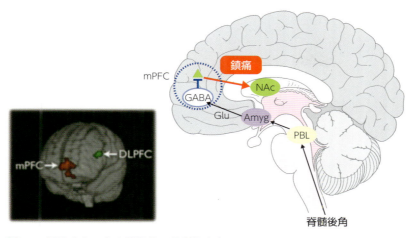

図5A　慢性疼痛による扁桃体の過剰興奮とmPFC
慢性疼痛による扁桃体（Amyg）の過剰興奮がPLのGABAニューロンを興奮させることにより，PLの錐体細胞の活動が抑制され，NAcを介する鎮痛作用が抑制されることを示す．

DLPFCの機能が低下すると，痛みを抑制する機能が低下するとともに，認知機能も低下する．このため，慢性疼痛患者では意思決定や作業記憶が障害されるというような認知機能の低下が見られる．

4 恐怖−回避モデルとその神経回路

2015年7月に放送されたNHKスペシャル『腰痛・治療革命〜見えてきた痛みのメカニズム』は，慢性疼痛に対する新しい考え方と画期的な治療法を紹介し，大きな反響を呼んだ．その内容をHPから要約して紹介する．

　あなたのその腰痛，「腰」ではなく「脳」に原因があり，劇的に改善する可能性が……！
　治療しても効果がなく，一度治ってもぶり返すなど長引く「慢性腰痛」．最先端の治療現場では，「脳」の働きを改善し，慢性腰痛を克服する対策が，大きな成果をあげています．たとえば腰痛の不安を解消する映像を見たり，恐怖心を克服する運動をするだけで，改善する人たちがいます．専門的な心理療法で，極めて重い症状の患者の腰痛が改善するケースも出始めています．3か月以上痛みが続く「慢性腰痛」の方へ．世界が認めた最新対策をお伝えします．

「恐怖−回避モデル」は，痛みが起こることへの恐怖・不安（Amygの過剰興奮）から体を動かさないことで痛みがより強まることを示している．その神経メカニズムを少し詳しく見てみよう．痛みに対する恐怖がAmygの過剰興奮を引き起こし，またAmygからprelimbic cortex（PL）へのGlu作動性の投射はPL内のGABAニューロンを興奮させ，それがPLの錐体細胞を抑制する[10]（図5A）．さらに，PLからは後で出てくる側坐核（NAc）にも投射があり，このGlu作動性の興奮性の投射は鎮痛に働くことが，光遺伝学的手法により明らかにされている[11]．しかし，慢性疼痛の状態では，Amygの興奮によりPLが抑制されているため，この鎮痛システムが作動せず痛みはより強まるのである．恐怖心がこの回路の出発点であるから，恐怖心を克服して身体を動かすということでこの悪循環を断ち切ることができる．

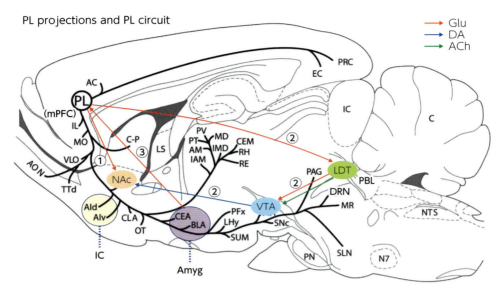

図5B　mPFCのPLを中心としたMesocortico-limbic circuit
PLからNAcへのGlu作動性の投射①は鎮痛に働く（直接経路）．PL→LDT→VTA→NAcに至る経路②も鎮痛に働く（間接経路）．AmygからPLにいたる経路③はPL内のGABAを介してPLの錐体細胞を抑制する．
（文献12より改変）

　げっ歯類のPLはヒトでは内側前頭前野（medial prefrontal cortex：mPFC）の背側部（dorsal mPFC：dmPFC）にあたるが，図5Bに示すように[12]，PLからは，NAc，IC，Amyg，腹側被蓋野（ventral tegmental area：VTA），PAGなど辺縁系や中脳の諸核に投射がある（mesocortico-limbic system）．上で述べたPL→NAcの経路は，drug seekingすなわち薬物依存にも関与するのであるが，PL→NAcを①直接路とすれば，PLから，LDT，VTAを介してNAcに至る経路は②間接路になる[13]．我々は，運動によりLDT→VTAの経路が活性化され，その時鎮痛が起こることを見出した（後述）．
　同じような傷害や疾患で，ある患者は慢性疼痛に移行し，他の患者は痛みを残さず回復する．病初期に慢性疼痛への移行を予測できれば，対策を講じることが可能となる．Balikiらは[14]，亜急性腰痛（SBP）患者を，1年後も腰痛が持続していた群（SBPp, n＝19）と回復した群（SBPr, n＝20）に分けて検討したところ，SBPp群では，右のNAc，ICの萎縮が著明に進行していた．また，SBPp群では，病初期の脳画像検査でmPFC-NAcの機能的結合が強く，1年後も変わらなかった[14]．さらに同じグループは，3年後にも腰痛が持続していた患者群では，初診時にdmPFC-Amyg-NAcの間の線維結合が強いことを報告している[15]．mPFCは，痛みに伴う不安（pain-related anxiety）や情動に関係する領域であり，dmPFC（齧歯類のPL）は，恐怖条件づけに関与することが明らかにされている[16]．dmPFC-Amyg-NAcの機能的結合が強いということは，上で述べた恐怖−回避モデルが作動しやすい，ということかもしれない．このように，慢性疼痛に移行しやすい脳の特徴を持つ人たちを初診時に把握して，恐怖心を克服するための認知行動療法，運動療法を早くから施行することにより，慢性疼痛への移行を予防できる可能性が示されたのである．

Neuronal correlates of Depression

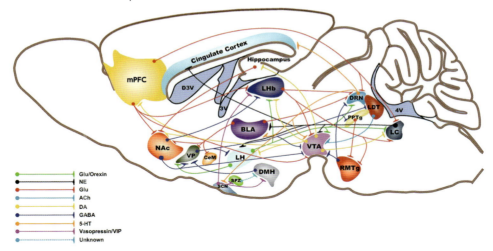

図6 「うつ」の発症に関わる神経回路
内側前頭前野（medial prefrontal cortex：mPFC），側坐核（nucleus accumbens：NAc），腹側淡蒼球（ventral pallidum：VP），扁桃体基底外側核（basolateral amygdala：BLA），扁桃体中心核（central amygdala：CeM），外側手綱核（lateral habenula：LHb），腹側被蓋野（ventral tegmental area：VTA），吻内側被蓋核（rostromedial tegmental nucleus：RMTg），背外側被蓋（laterodorsal tegmentum：LDT），背側縫線核（dorsal raphe nucleus：DRN），青斑核（locus coeruleus：LC）などに注目．

（文献21より改変）

5 脳の機能的結合の異常も治療により改善する

従来のfMRIでは，課題遂行による脳血流の変化をBOLD signalとしてとらえる方法が中心であったが，1995年頃より，安静時の脳活動におけるBOLDシグナルの時系列信号が，高い相関を示す部位同士は強い機能的結合があると考え，脳内各領域同士の機能的結合（functional connectivity）が捉えられるようになった．

例えば，FMの患者ではICと脳の他の領域（ACC，PCCなど）との結合が増強しているが[17]，4週間のAcupuncture（鍼治療）により痛み（pain score）の減少とともに，brain connectivityが減少した[18]．また，3か月間の継続的な運動でもICと脳の他の領域との結合が減弱することが，FM患者で示されている[19]．さらに，日常の活動量が増えると脳内抑制系ネットワークが活性化する[20]．慢性疼痛は，日常生活での活動量を増やすなど，生活習慣を変えることにより予防・改善できることから，生活習慣病の一種と考えることができる．

慢性疼痛患者は何故「うつ」になりやすいのか？

1 うつの発症に関わる神経回路

慢性疼痛患者は痛みに苦しめられるだけでなく，「うつ」や睡眠障害を伴うことが多く，そのためさらにQOLが低下する．このような合併症（comorbidity）の神経メカニズムはどうなっているのだろうか．まず，うつの発症に関わる神経回路について示す[21]（図6）．この中で，VTAのDAニューロンからmPFCやNAcに至る経路が，報酬とaversionに重要な働きをしており，またうつに関連した行動においても重要である．初期の報告で

は，社会的敗北ストレスに曝されたマウスでは，VTAのDAニューロンのphasicな活動は増加している．しかしその後，学習性無動を示すラットでは，VTAのDAニューロンの活動は低下しており，抗うつ薬ケタミンを投与するとその活動が増加することが示された．

さらに最近の光遺伝学的手法（optogenetics）による2つの報告がある．一つは，閾値以下の社会的ストレスに曝されたマウスに光遺伝学的手法によりVTAのDAニューロンのphasicな活動を誘導すると，うつ様の症状を示した[22]．反対に，2つ目の報告では，VTAのDAニューロンのphasicな活動の誘導は，マウスのストレスによるうつ様症状を減少させたという[23]．最近の研究では，強いストレス，例えば拘束ストレスは，ラットのVTAニューロンの発火を増加させるが，mild inescapable stressなどの弱いストレスでは発火が減少するという[24]．これらの一見複雑な反応は，VTAニューロンには機能的に異なるサブポピュレーションがあり，ストレスの強弱などの細かい文脈の違いに対応できることを示している．弱いストレスで発火が減少するDAニューロンは，VTAの内側あるいは正中に認められる[24]．社会的敗北ストレスに曝されたマウスでは，VTA-NAcニューロンでは発火が増加し，VTA-mPFCニューロンでは発火が減少する[22]．光遺伝学的手法によりVTA-NAcニューロンの発火を増加させる，あるいはVTA-mPFCニューロンの発火を抑制すると，うつ様行動が出現する[22]．

投射先が異なるこれらのニューロンは電気生理学的な性質が異なっており，また入力系も異なっている[25]（図7）．例えば，背外側被蓋（laterodorsal tegmentum：LDT）のニューロンからの入力は，もっぱらNAcに投射する外側VTA（latVTA）のDAニューロンと

シナプスを形成し，外側手綱核（lateral habenula：LHb）からの入力は，VTAと吻内側被蓋核（rostromedial tegmental nucleus：RMTg）に存在するGABAニューロンにシナプスする[26]．LDTあるいはLHbからの入力を選択的に刺激すると，それぞれ報酬あるいは嫌悪の行動を示す[26]．LHbは，大脳基底核および前脳基底核，視床下部外側核などからの入力を受け，VTAおよびRMTgのGABAニューロンに直接投射して嫌悪・逃避行動を引き起こす[27]．学習性無動などのうつ様行動を呈するマウスや社会的敗北ストレスに曝されたマウスでは，LHbのニューロンの活動が増加していることが示されている[28]．大脳基底核からLHbへの興奮性の入力は嫌悪・逃避行動を起こすが，それはセロトニンによって抑制されるので，この経路は，抗うつ薬であるセロトニン取り込み阻害薬の標的であると考えられる．VTAニューロンの52％はDA作動性であるが，31％はGABA作動性でその他はGlu作動性ニューロンである．

LHbは脳報酬系の主要な調節因子（key regulator）であり，LHbからVTAへの入力の増加は，うつ様行動につながる[28]．VTAのDAニューロンは，腹側淡蒼球（ventral pallidum：VP）からの強力な抑制性の入力を受け，VPはストレスと恐怖学習に関与するAmygの基底外側核（basolateral amygdala：BLA）から興奮性のGlu作動性の投射を受けている．急性ストレスはDAシステムを活性化するが，24時間後には強力にDAニューロンを抑制する．慢性の弱いストレスに曝されたラットでは，BLA-VP回路はVTAのDAニューロンを抑制する．このDAニューロンの抑制は，VPへのGlu作動性の興奮性の投射をブロックすると元にもどること，薬理学的にBLAを活性化するとVTAのDAニューロンの活動を減少させることから，

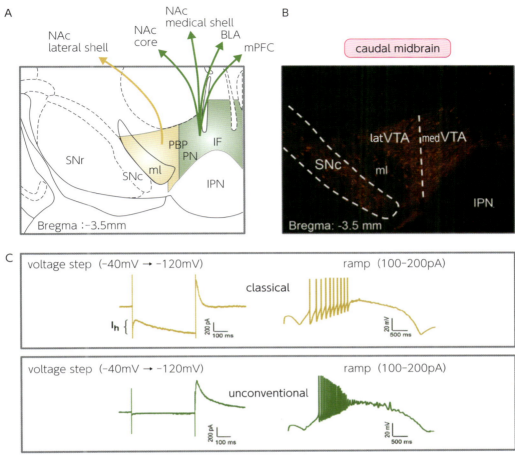

図7 VTAのDAニューロンのsubpopulationを示す
VTA内側部（medVTA）および外側部（latVTA）のDAニューロンは，その投射先（A）も電気的活動（C）も異なっている．

（文献25より改変）

BLA-VP-VTA回路がうつ様行動の制御に重要な働きをしていることがわかる[29]（図8）．BLAはVPを介してVTAを抑制し，反対に海馬は抑制性のVPニューロンを抑制することにより（脱抑制），VTAの興奮に働く．

2 痛みと脳報酬系－脳報酬系の活性化は鎮痛に働く

VTAからNAcやmPFCに至る脳報酬系はまた，痛み（不快情動）とも密接に関連している．例えばNAcにMK801, apomorphine（D2/D3 agonist）を注入すると鎮痛が起こ

るし，NAcに投射するPL（mPFC）ニューロンを光遺伝学的に刺激すると鎮痛が起こること[11]はすでに述べた．

VTAのDAニューロンには，tonic/phasicの2種類の活動パターンがあることはよく知られている[30]．環境変化に対応したDAニューロンのphasicな活動は振幅が大きく，群発放電により一過性にDAを放出する．このphasicなDA放出はdopamine transporter（DAT）の働きによりDAが神経終末に取り込まれて急速に収束する．一方，DAニュー

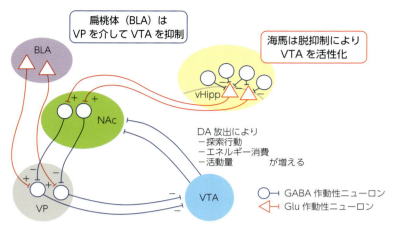

図8 VTA/DAニューロンの活動を制御するシステム
扁桃体基底外側核（BLA）は腹側淡蒼球（VP）を介して腹側被蓋野（VTA）のDAニューロンを抑制する．一方，腹側海馬（vHipp）は側坐核（NAc）のGABAニューロンを介してVPのGABAニューロンを抑制することによりVTAを活性化する（脱抑制）．

（文献29より改変）

ロンは内在性のペースメーカー活動により遅い不規則な自発放電を有しているが，このtonicなDAニューロンの活動は細胞外腔におけるDAのレベルを維持する働きがある．細胞外腔のDA濃度はDATの影響を余り受けず，細胞外腔に存在するcatechol-O-methyltransferase（COMT）により分解される．このtonic dischargeは，シナプス前膜の高親和性のD2 autoreceptorを活性化することにより，phasic activityによるDAの遊離を持続的に減少させる．COMTの遺伝子多型（val158met）でMet/Met型の人はヘテロ型に比べてCOMTの活性が低く，細胞外腔のDA量が高く，DAニューロンのphasicな活動が抑制されるため，痛みやストレスに対する感受性が高いことが報告されている[31]．

DAニューロンのphasicな活動は，脳幹の脚橋被蓋核（pedunculopontine tegmental nucleus：PPTg）とLDTからの入力によるが[32]，一方tonicな活動は，腹側海馬からのglutamate作動性の入力により起こる[33]．

LDTはACh作動性の投射を黒質，VTA，PFCなどに送り，PPTgとともに，REM睡眠の生成に関与する．LDT，PPTgのニューロンの50％はcholinergicで，その他はGlu-あるいはGABA-作動性である．LDTは，痛み刺激により活性化され，VTAに興奮性の投射を送ることにより鎮痛に働く．PPTgにもまた，痛み刺激に反応するニューロンが多く存在し（On-cells, Off-cells），PPTgのcholinergic neuronを電気的に刺激したり，ACh作動性のアゴニストを注入したりすると鎮痛が生じる[34]．

急性の痛み刺激はPPTgやLDTを介してVTAのDAニューロンを興奮させ，鎮痛に働くが，これは，侵害刺激に対応するため，活動性を亢進させることに役立つと考えられる．一方，慢性疼痛や慢性ストレスの状態では，LHbからのglutamate作動性の投射によりVTAのDAニューロンの活動は抑制される（図9）．

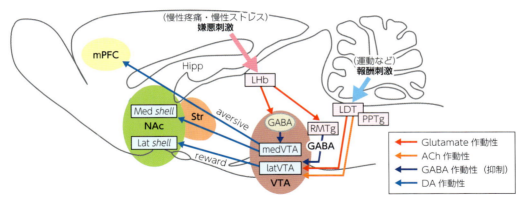

図9　入力系の違いによりVTAのDAニューロンの反応が異なるメカニズム
慢性疼痛・慢性ストレスなどの嫌悪刺激は，外側手綱核（LHb）から腹側被蓋野（VTA）および吻内側被蓋核（RMTg）のGABAニューロンに入力し（Glu作動性），GABAニューロンがDAニューロンを抑制する．反対に，運動などの報酬刺激は，背外側被蓋（LDT）からVTAのDAニューロンに入力し（ACh作動性，Glu作動性），その活動を活性化する．海馬（Hipp），脚橋被蓋核（pedunculopontine tegmental nucleus：PPTg），吻内側被蓋核（rostromedial tegmental nucleus：RMTg），線条体（Striatum：Str）．

（文献26より改変）

3 慢性ストレス・慢性疼痛による「うつ」の発症と脳報酬系

このように，急性ストレスと慢性ストレス，急性疼痛と慢性疼痛では，脳報酬系の応答が逆になる．すなわち，急性ストレスや急性疼痛では，VTA-NAc系でDA放出が増加し，報酬に対する接近行動，モチベーションが亢進する．一方，慢性ストレスや慢性疼痛ではNAcにおけるDA放出は減少する．

Lammelらにより明らかにされたように，VTAへの主な入力源は，LHbとLDTである[26]（図9）．LHb-medVTA-mPFC経路が嫌悪刺激を忌避する行動（aversion），LDT-latVTA-Lat shell経路が報酬刺激に接近する行動（preference, reward）に関係する．LHbは，嫌悪刺激により，また期待した報酬が得られない時に活性化される．LHbの興奮はRMTgのGABAニューロンを興奮させることにより，VTAのDAニューロンの活動を低下させる．

「報酬を得られない」ことよりもさらに悪いのは，「罰を与えられる」ことで，疼痛刺激というのはまさにこの「罰」に相当する．西洋の「痛み」を表す言葉は，語源的に「罪に対する罰」を意味している．英語の「pain」，フランス語「peine」という言葉はいずれもラテン語の「poena」あるいはギリシャ語の「poeine」に由来しており，ギリシャ語の「poeine」は，「penalty（刑罰）」を意味している．慢性疼痛や社会的敗北ストレスなどの慢性ストレスが続いているような状態ではLHbニューロンが常に活性化しており，DAの放出が抑制され，行動が抑制されてうつ状態となる（図9）．すなわちこれが，慢性疼痛や慢性ストレスでうつになる神経メカニズムである．

ストレス・慢性疼痛による「睡眠障害」のメカニズム

1 睡眠障害の臨床

不眠は，慢性疼痛の患者に共通して見られる訴えである[35]．不眠症とは，寝つきが悪い，夜中に何度も目が覚める，早朝覚醒など

の症状が1か月以上続くもので，睡眠障害の中で最も多いものである．うつや認知障害，慢性疼痛などに伴って起こることが多く，QOLを著しく障害する[36]．慢性疼痛患者の50〜90％は睡眠障害を訴えている．

一方，慢性疼痛は不眠症の最も多い合併症の一つで，不眠と痛みの症状は互いに影響を与え合っている．不眠が痛みを増強することは臨床的によく知られている．慢性疼痛患者の睡眠障害の多くは，痛みのため夜中に何度も覚醒することである．睡眠障害のモデルマウスにおいて，睡眠の断片化が筋骨格系の痛覚過敏を引き起こすことが示されている[37]．

同様に，うつが不眠症と慢性疼痛に合併することも示されている．うつの患者の90％は睡眠障害を示すが，その睡眠障害の特徴は，REM睡眠の増加と徐波睡眠の減少である．不眠はうつの発症あるいは再発の危険因子であり，うつの原因の一つである．一方，慢性の不眠症の最も多い原因はうつである．

これらの疫学的，臨床的，実験的研究を考え合わせると，不眠症と慢性疼痛とうつは互いに影響を与え合い，それぞれ他の症状の発症や悪化の危険因子になっていることがわかる[38]（図2）．この不眠症と慢性疼痛とうつの三つ巴（triad）を引き起こす共通の生物心理社会的因子が存在し，その一つがストレスである．Healyらは，不眠症の患者においてストレスとなる生活上の出来事と不眠の発症の関連を明らかにした[39]．

2 慢性疼痛による睡眠障害の脳メカニズム

睡眠・覚醒の調節には大脳皮質のGABAニューロンが重要な役割を果たしており[40]，このシステムの障害が慢性疼痛における不眠を引き起こすと考えられている．神経障害性疼痛（neuropathic pain：NPP）のモデルマウスの脳波では，昼間（マウスは夜行性）の覚醒の増加とnonREM（NREM）睡眠の減少が指摘されている．NPPモデルマウスの

前帯状回では，活性化したastrocyteにおいてGABA transporter（GAT）-3が増加し，脱分極に伴うGABAの放出が減少している[41]．光遺伝学的手法によりマウスの前帯状回のastrocyteを活性化させると，睡眠障害が誘発されたことから[42]，NPPによる睡眠障害の少なくとも一部は，前帯状回におけるastrocyteの活性化とGABA放出の減少によると考えられる．

さらに，NPPにより睡眠障害が起きるメカニズムには，青斑核（locus coeruleus：LC）や背側縫線核（dorsal raphe nucleus：DRN）も関与する．LCが覚醒に働くことはよく知られており，そのnoradrenaline（NA）ニューロンの活動は覚醒時に最も高く，徐波睡眠やREM睡眠時には完全に活動が休止している[43]．慢性疼痛によりPFCに投射するLCのNAニューロンが活性化するが，光遺伝学的手法によりLCのNAニューロンを興奮させると，脳波上の覚醒が増えてNREM睡眠が減少した[44]．また，NPPモデルマウスでは，LCの弱い電気刺激によりPFCで放出されるNA量が増加していた．この時，α，β阻害剤によりNAの働きを阻害すると，神経障害後の睡眠障害が脳波上も改善した[22]．従ってNPPは，LCのNAニューロンを興奮させることにより，睡眠障害を引き起こすと考えられる（図10）．LCはこれまで，専ら疼痛抑制に働くと考えられてきたが，疼痛増強にも働くことが最近注目されている[45]．

また，DRNの5-HTニューロンも，LCのNAニューロンと同様，覚醒時にその活動が最大に高まる[46]．LHbからDRNにはGlu作動性の投射があり，DRNはLHbの最も重要なターゲットである[47]．DRNの5-HTニューロンはPFCに投射しており，DRNを電気刺激するとPFCで5-HTが遊離されるが，NPPのモデルマウスではその遊離が増えている．

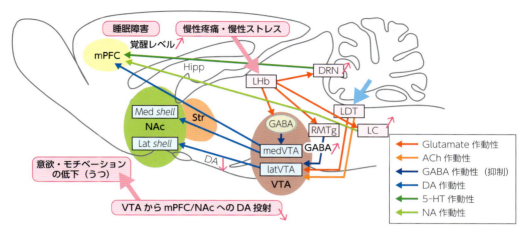

図10 慢性疼痛・慢性ストレスによりうつや睡眠障害を発症する脳メカニズム
慢性疼痛・慢性ストレスにより外側手綱核（LHb）のニューロンが興奮する．LHbからは青斑核（LC）および背側縫線核（DRN）にGlu作動性の投射があり，DRNから内側前頭前野（mPFC）への5-HT作動性の投射により覚醒レベルが上がる．また，LCからもmPFCにNA作動性の投射があり，やはり覚醒レベルを上げる．LHbからの投射により，VTAやRMTgのGABAニューロンを介してVTAのDAニューロンが抑制され，NAcやmPFCでDAの放出が減り，うつになる．

光遺伝学的にDRNニューロンを刺激するとPFCでの5-HTの遊離が増え，EEGでもNREM睡眠が減少し，覚醒が増える．すなわち，慢性疼痛によりLHbが興奮するとDRNの5-HTニューロンが興奮してPFCでの5-HT遊離が増えて睡眠が障害されるということになる[48]（図10）．

運動による鎮痛（EIH）と脳報酬系

運動が肥満による生活習慣病や，ストレスによるうつ病の改善に有効であることはよく知られている．さらに最近では，運動が疼痛の軽減にも効果があることが臨床的に明らかとなった．NPPのモデル動物にトレッドミル走などを負荷することで疼痛行動が抑制されること（exercise-induced hypoalgesia：EIH）も明らかになり，神経系のさまざまなレベルでの鎮痛メカニズムが提唱されている[49]．我々はこれまで，NPPのモデルマウスを用いてトレッドミル走や回転盤による自発運動などを負荷することで，通常では痛みを起こさない触刺激を痛みと認識してしまう異痛症（アロディニア）や熱痛覚過敏が改善することを確認し，そのメカニズムとして，脊髄後角のミクログリアにおけるepigeneticsへの影響や，脊髄後角におけるGABA産生の維持などが関与することを明らかにした[50,51]．また，トレッドミルによる強制運動と回転盤による自発運動では，後者の方が高い鎮痛効果を示した[52]．

自発運動のコントロールにはDAや脳報酬系が関与することも示唆されている．Greenwoodらは，6週間の運動でVTAでのDA産生が増加し，NAc coreではΔFosB/FosB発現が増加してDA-D2受容体が減少することを報告している[53]．自発運動そのものが動物にとっては報酬であり，place preferenceを示すことから，ストレスが痛みを増強させるのとは逆のメカニズムで鎮痛に働くことは容易に想像できる．実際，DREADD（Designer Receptors Exclusively Activated by Designer Drug）法によりVTAのDA

ニューロンを抑制しておくと，NPPマウスにおいてトレッドミル走による鎮痛が見られなくなった[54]．そこで，EIHにおける脳報酬系の役割をさらに明らかにするため，NPPモデルマウスのVTAにおけるTH陽性構造を観察すると，傷害側と反対側のVTAにおいてTH陽性構造が減少しており，PSL術施行後2週間にわたって自発運動を行ったマウスにおいてはTH陽性構造の減少は抑えられていることがわかった．さらに，VTAにおけるTH陽性細胞におけるΔFosBとpCREBの発現が著明に増加しており，自発運動によって活性化されたDAニューロンにおいてDA産生が増加することがわかった．CREBは，TH遺伝子の転写を活性化する主要な転写因子である．また，2週間の総走行距離が長いマウスほど，pCREBの発現が多いこともわかった[55, 56]．すなわち，運動療法あるいは日常生活での活動量の増加が，VTAのDA産生を増やして鎮痛に働くことを示しており，慢性疼痛の治療における運動療法の有効性を示す根拠となる結果である．

おわりに
―慢性疼痛の治療における運動療法の役割

疼痛の慢性化には脳が関与していること，そして，慢性疼痛は生活習慣病と同様，生活習慣を見直すことにより改善できる可能性があることを示した．

認知行動療法や運動療法によって私たちの「座りっぱなし」の生活を見直し，日常生活の中での活動量を増やしていくことが，慢性疼痛の治療において基本的に重要なのではないか[56]．さらに，運動の他にも脳報酬系を活性化させることに積極的に取り組み，毎日を生き生きと笑顔で過ごすことが一番の治療になると思われる．

心理社会的要因であるストレスは，慢性疼痛とそのcomorbidの発症と増悪に働くが，運動や陽性情動は，脳報酬系を活性化させることにより，ストレスとは逆の効果をtriadに与えて，合併症も含めて慢性疼痛を軽減させる効果がある．運動が安価で効果的な慢性疼痛の治療法として見直され，今後さらに活用されることが期待される．

文献

1) Engel G：The need for a new medical model：a challenge for bio-medicine. Science. 1977, 196, 129-136.

2) Brox JI, Reikerås O, Nygaard Ø, Sørensen R, Indahl A, Holm I, Keller A, Ingebrigtsen T, Grundnes O, Lange JE, Friis A：Lumbar instrumented fusion compared with cognitive intervention and exercises in patients with chronic back pain after previous surgery for disc herniation：a prospective randomized controlled study. Pain. 2006, 122, 145-155.

3) Lethem J, Slade PD, Troup JD, Bentley G：Outline of a Fear-Avoidance Model of exaggerated pain perception--I. Behav. Res. Ther. 1983, 21(4), 401-408.

4) Senba E：A key to dissect the triad of insomnia, chronic pain, and depression. Neurosci. Lett. 2015, 589, 197-199.

5) Apkarian AV, Bushnell MC, Schweinhardt P：Chapter 7- Representation of pain in the brain. Wall and Melzack's Textbook of Pain, 6th ed., McMahon SB, et al. eds., Elsevier Churchill Livingstone, 2013, 111-128.

6) Lorenz J, Minoshima S, Casey KL：Keeping pain out of mind：the role of the dorsolateral prefrontal cortex in pain modulation. Brain. 2003, 126(Pt 5), 1079-1091.

7) Senba E, Okamoto K, Imbe H：Brain sensitization and descending facilitation in chronic pain states. In New Insights into Fibromyalgia. Wilke, W.S. eds., Rijeka, Croatia, INTECH, 2011, 19-40.

8) Apkarian AV, Sosa Y, Sonty S, Levy RM, Harden RN, Parrish TB, Gitelman DR：Chronic back pain is associated with decreased prefrontal and thalamic gray matter density. J. Neurosci. 2004, 24, 10410-10415.

9) Seminowicz DA, Wideman TH, Naso L, Hatami-Khoroushahi Z, Fallatah S, Ware MA, Jarzem P, Bushnell MC, Shir Y, Ouellet JA, Stone LS：Effective treatment of chronic low back pain

in humans reverses abnormal brain anatomy and function. J. Neurosci. 2011, 31(20), 7540-7550.

10) Ji G, Neugebauer V : Pain-related deactivation of medial prefrontal cortical neurons involves mGluR1 and GABA(A)receptors. J. Neurophysiol. 2011, 106(5), 2642-2652.

11) Lee M, Manders TR, Eberle SE, Su C, D'amour J, Yang R, Lin HY, Deisseroth K, Froemke RC, Wang J : Activation of corticostriatal circuitry relieves chronic neuropathic pain. J. Neurosci. 2015, 35(13), 5247-5259.

12) Vertes RP : Differential projections of the infralimbic and prelimbic cortex in the rat. Synapse. 2004, 51(1), 32-58.

13) Schmidt HD, Famous KR, Pierce RC : The limbic circuitry underlying cocaine seeking encompasses the PPTg/LDT. Europ. J. Neurosci. 2009, 30, 1358-1369.

14) Baliki MN, Petre B, Torbey S, Herrmann KM, Huang L, Schnitzer TJ, Fields HL, Apkarian AV : Corticostriatal functional connectivity predicts transition to chronic back pain. Nat. Neurosci. 2012, 15(8), 1117-1119.

15) Vachon-Presseau E, Tétreault P, Petre B, Huang L, Berger SE, Torbey S, Baria AT, Mansour AR, Hashmi JA, Griffith JW, Comasco E, Schnitzer TJ, Marwan N. Balikil MN, Apkarian AV : Corticolimbic anatomical characteristics predetermine risk for chronic pain. Brain 2016, 139(7), 1958-1970.

16) Careaga MBL, Carlos Eduardo Neves Girardi, CEN, Suchecki D : Understanding posttraumatic stress disorder through fear conditioning, extinction and reconsolidation. Neurosci. Biobehav. Rev. 2016, 71(1), 48-57.

17) Ichesco E, Schmidt-Wilcke T, Bhavsar R, Clauw DJ, Peltier SJ, Kim J, Napadow V, Hampson JP, Kairys AE, Williams DA, Harris RE : Altered resting state connectivity of the insular cortex in individuals with fibromyalgia. J. Pain. 2014, 15(8), 815-826.

18) Napadow V, Kim J, Clauw DJ, Harris RE : Decreased intrinsic brain connectivity is associated with reduced clinical pain in fibromyalgia. Arthritis. Rheum. 2012, 64(7), 2398-2403.

19) Flodin P, Martinsen S, Mannerkorpi K, Löfgren M, Bileviciute-Ljungar I, Kosek E, Fransson P : Normalization of aberrant resting state functional connectivity in fibromyalgia patients following a three month physical exercise therapy. Neuroimage Clin. 2015, 9, 134-139.

20) Ellingson LD, Shields MR, Stegner AJ, Cook DB : Physical activity, sustained sedentary behavior, and pain modulation in women with fibromyalgia. J. Pain. 2012, 13(2), 195-206.

21) Chaudhurry D, Liu H, Han MH : Neuronal correlates of depression. Cell. Mol. Life Sci. 2015, 72, 4825-4848.

22) Chaudhury D, Walsh JJ, Friedman AK, Juarez B, Ku SM, Koo JW, Ferguson D, Tsai HC, Pomeranz L, Christoffel DJ, Nectow AR, Ekstrand M, Domingos A, Mazei-Robison MS, Mouzon E, Lobo MK, Neve RL, Friedman JM, Russo SJ, Deisseroth K, Nestler EJ, Han MH : Rapid regulation of depression-related behaviours by control of midbrain dopamine neurons. Nature. 2013, 493, 532-536.

23) Tye KM, Mirzabekov JJ, Warden MR, Ferenczi EA, Tsai HC, Finkelstein J, Kim SY, Adhikari A, Thompson KR, Andalman AS, Gunaydin LA, Witten IB, Deisseroth K : Dopamine neurons modulate neural encoding and expression of depressionrelated behaviour. Nature. 2013, 493, 537-541.

24) Valenti O, Gill KM, Grace AA : Different stressors produce excitation or inhibition of mesolimbic dopamine neuron activity : response alteration by stress pre-exposure. Eur. J. Neurosci. 2012, 35, 1312-1321.

25) Lammel S, Lim BK, Malenka RC : Reward and aversion in a heterogeneous midbrain dopamine system. Neuropharmacology. 2014, 76(Pt B), 351-359.

26) Lammel S, Lim BK, Ran C, Huang KW, Betley MJ, Tye KM, Deisseroth K, Malenka RC : Input-specific control of reward and aversion in the ventral tegmental area. Nature. 2012, 491, 212-219.

27) Stamatakis AM, Stuber GD : Activation of lateral habenula inputs to the ventral midbrain promotes behavioral avoidance. Nat Neurosci. 2012, 15, 1105-1107.

28) Li B, Piriz J, Mirrione M, Chung C, Proulx CD, Schulz D, Henn F, Malinow R : Synaptic potentiation onto habenula neurons in the learned helplessness model of depression. Nature. 2011, 470, 535-539.

29) Yildirim BO, Derksen JJ : Mesocorticolimbic dopamine functioning in primary psychopathy : A source of within-group heterogeneity. Psychiatry Res. 2015, 229, 633-677.

30) Wood PB : Mesolimbic dopaminergic mechanisms and pain control. Pain. 2006, 120, 230-234.

31) Zubieta JK, Heitzeg MM, Smith YR, Bueller JA, Xu K, Xu Y, Koeppe RA, Stohler CS, Goldman D：COMT val158met genotype affects mu-opioid neurotransmitter responses to a pain stressor. Science. 2003, 299, 1240-1243.

32) Lodge DJ, Grace AA：The laterodorsal tegmentum is essential for burst firing of ventral tegmental area dopamine neurons. Proc. Natl. Acad. Sci., USA 2006, 103, 5167-5172.

33) Floresco SB, West AR, Ash B, Moore H, Grace AA：Afferent modulation of dopamine neuron firing differentially regulates tonic and phasic dopamine transmission. Nat. Neurosci. 2003, 6, 968-973.

34) Carlson JD, Iacono RP, Maeda G：Nociceptive excited and inhibited neurons within the pedunculopontine tegmental nucleus and cuneiform nucleus. Brain Res. 2004, 1013(2), 182-187.

35) O'Brien EM, Waxenberg LB, Atchison JW, Gremillion HA, Staud RM, McCrae CS, Robinson ME：Negative mood mediates the effect of poor sleep on pain among chronic pain patients. Clin. J. Pain. 2010, 26, 310-319.

36) Taylor DJ, Mallory LJ, Lichstein KL, Durrence HH, Riedel BW, Bush AJ：Comorbidity of chronic insomnia with medical problems. Sleep. 2007, 30, 213-218.

37) Sutton BC, Opp MR：Sleep fragmentation exacerbates mechanical hypersensitivity and alters subsequent sleep-wake behavior in a mouse model of musculoskeletal sensitization. Sleep. 2014, 37, 515-524.

38) Finan PH, Smith MT：The comorbidity of insomnia, chronic pain, and depression：dopamine as a putative mechanism. Sleep Med. Rev. 2013, 17, 173-183.

39) Healey ES, Kales A, Monroe LJ, Bixler EO, Chamberlin K, Soldatos CR：Onset of insomnia：role of life-stress events. Psychosom. Med. 1981, 43, 439-451.

40) Kilduff TS, Cauli B, Gerashchenko D：Activation of cortical interneurons during sleep：an anatomical link to homeostatic sleep regulation? Trends Neurosci. 2011, 34, 10-19.

41) Narita M, Niikura K, Nanjo-Niikura K, Narita M, Furuya M, Yamashita A, Saeki M, Matsushima Y, Imai S, Shimizu T, Asato M, Kuzumaki N, Okutsu D, Miyoshi K, Suzuki M, Tsukiyama Y, Konno M, Yomiya K, Matoba M, Suzuki T：Sleep disturbances in a neuropathic pain-like condition in the mouse are associated with altered GABAergic transmission in the cingulate cortex. Pain. 2011, 152, 1358-1372.

42) Yamashita A, Hamada A, Suhara Y, Kawabe R, Yanase M, Kuzumaki N, Narita M, Matsui R, Okano H, Narita M：Astrocytic activation in the anterior cingulate cortex is critical for sleep disorder under neuropathic pain. Synapse. 2014, 68, 235-247.

43) Takahashi K, Kayama Y, Lin JS, Sakai K：Locus coeruleus neuronal activity during the sleep-waking cycle in mice. Neuroscience. 2010, 169, 1115-1126.

44) Koh K, Hamada A, Hamada Y, Yanase M, Sakaki M, Someya K, Narita M, Kuzumaki N, Ikegami D, Sakai H, Iseki M, Inada E, Narita M：Possible involvement of activated locus coeruleus-noradrenergic neurons in pain-related sleep disorders. Neurosci. Lett. 2015, 589, 200-206.

45) Taylor BK, Westlund KN：The noradrenergic locus coeruleus as a chronic pain generator. J. Neurosci. Res. 2017, 95, 1336-1346.

46) Jones BE：From waking to sleeping：neuronal and chemical substrates. Trends Pharmacol. Sci. 2005, 26, 578-586.

47) Zhao H, Zhang B-L, Yang S-J, Rusak B：The role of lateral habenula(LHb)-dorsal raphe nucleus(DRN)circuits in higher brain functions and psychiatric illness. Behav. Brain Res. 2015, 277, 89-98.

48) Ito H, Yanase M, Yamashita A, Kitabatake C, Hamada A, Suhara Y, Narita M, Ikegami D, Sakai H, Yamazaki M, Narita M：Analysis of sleep disorders under pain using an opto-genetic tool：possible involvement of the activation of dorsal raphe nucleus-serotonergic neurons. Molecular Brain. 2013, 6, 59.

49) Kami K, Tajima F, Senba E：Exercise-induced hypoalgesia：potential mechanisms in animal models of neuropathic pain. Anat. Sci. Int. 2017, 92(1), 79-90.

50) Kami K, Taguchi S, Tajima F, Senba E：Histone acetylation in microglia contributes to exercise-induced hypoalgesia in neuropathic pain model mice. J. Pain. 2016, 17(5), 588-599.

51) Kami K, Taguchi S, Tajima F, Senba E：Improvements in impaired GABA and GAD65/67 production in the spinal dorsal horn contribute to exercise-induced hypoalgesia in a mouse model of neuropathic pain. Molecular Pain. 2016, 7, 12.

52) 上勝也，田口聖，田島文博，仙波恵美子：神経障害性疼痛モデルマウスのExercise-induced

hypoalgesiaに対する強制運動と自発運動の効果とそのメカニズム. Pain Research. 2015, 30, 216-229.

53) Greenwood BN, Foley TE, Le TV, Strong PV, Loughridge AB, Day HE, Fleshner M：Long-term voluntary wheel running is rewarding and produces plasticity in the mesolimbic reward pathway. Behavi. Brain Res. 2011, 217 (2), 354-362.

54) Wakaizumi K, Kondo T, Hamada Y, Narita M, Kawabe R, Narita H, Watanabe M, Kato S, Senba E, Kobayashi K, Kuzumaki N, Yamanaka A, Morisaki H, Narita M：Involvement of mesolimbic dopaminergic network in neuropathic pain relief by treadmill exercise：A study for specific neural control with Gi-DREADD in mice. Molecular Pain. 2016, 12(1), 1-11.

55) 上勝也, 田島文博, 仙波恵美子：自発的走運動による腹側被蓋野ドパミンニューロンでのcyclic AMP-response element-binding proteinの活性化は神経障害性疼痛も出るマウスのExercise-induced hypoalgesiaに関与する. Pain Research. 2016, 31, 238-251.

56) Senba E, Kami K：A new aspect of chronic pain as a lifestyle-related disease. Neurobiology of Pain 2017, 1(1), 6-15.

疼痛制御機構メカニズムの解析と iPS/ES 細胞研究による創薬について

The potential utility of iPS/ES cell technology for the analysis of pain control and drug discovery.

1) 星薬科大学 薬理学教室　2) 先端生命科学研究センター（L-StaR）

岩澤千鶴[1]，葛巻直子[1]，成田　年[1,2]

はじめに

2006 年，終末分化した体細胞に 4 つの初期化因子（山中 4 因子：Oct3/4, Sox2, c-Myc, Klf4）を導入することにより得られた人工多能性幹細胞（iPS 細胞：induced pluripotent stem cell）が発表されてから[1]，その対象となる細胞の種類はより採取時に侵襲のない細胞へ，また，初期化に用いる因子はより腫瘍原性が低く，高効率に初期化（リプログラミング）が行える因子の組み合わせへと変遷と進歩を遂げてきている[2,3]．このような人工的リプログラミングにより得られる iPS 細胞は，事故や疾患により損傷・脱落した組織を補填・代替する目的で利用される再生医療医薬品としての役割と，生体内で起きている疾患発症に関連した事象を生体外において再現する病態モデルとしての役割，さらには創薬へと応用するためのツールとしての有用性を持つ．

ヒト iPS 細胞（hiPS 細胞）から誘導した神経細胞を病態解析のために応用していくことで，ヒトの病態に関わるイベントや薬効を簡便に捉えることが出来ることから，病態解析はもとより，創薬を目的とした化合物スクリーニング，毒性評価などへの応用が可能となる．これまでの研究では，パーキンソン病やアルツハイマー病など神経変性疾患に着目した脳神経細胞への分化誘導・機能解析が中心であった．一方，近年の研究成果により，さまざまな阻害剤などの小分子の組み合わせから，脳だけでなく末梢へと投射する神経細胞への分化誘導が可能であることが証明されている[4,5]．

そこで，本説では hiPS 細胞から知覚神経細胞への誘導方法と，疼痛研究への応用に向けた取り組みを含めた最近の知見を紹介する．

hiPS 細胞からの知覚神経細胞の誘導

末梢血中の単核球から樹立した hiPS 細胞からの知覚神経細胞への分化誘導は，知覚神経細胞の発生段階における領域特異性を考慮し，初期胚において前後軸を決める経路や細胞増殖に関わる各種経路の阻害剤である 5 つの小分子を添加することで分化誘導が可能となることが報告されている[4]．hiPS 細胞からの知覚神経細胞への分化は，まず，TGF-β ファミリー阻害薬（SB431542, LDN193189）により自己複製能を保持しながら，神経系への分化能を獲得させる．そして，VEGF/FGF/PDGF レセプター阻害薬（SU5402）および γ-セクレターゼ阻害薬（DAPT）により自己複製能を抑制し，細胞の状態を増殖から分化へと移行させながら，GSK3β 阻害薬（CHIR99021）を加えることで Wnt シグナルを活性化し，尾側化（神経管において脊髄

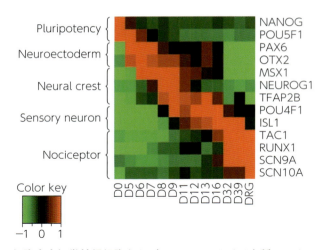

図1 hiPS細胞由来知覚神経細胞ならびにhDRGにおける各種マーカーの発現解析
(Young et al, Mol Ther, 2014 Fig. 1 より引用)

へと分化する尾側部）を行い，領域特異性を確保しながら，最終的に知覚神経細胞へと分化させることが可能となる．また，分化させた神経細胞の成熟は，bNGF（神経成長因子：beta nerve growth factor），BDNF（脳由来神経栄養因子：Brain Derived Neurotrophic Factor），GDNF（グリア細胞由来神経栄養因子：Glial-Cell Derived Neurotrophic Factor），NT3（神経栄養因子：Neurotrophin 3）などの因子により行われる．こうした手続きに従うことで，知覚神経細胞への誘導が可能となる．また，このように目的の細胞に合わせて領域特異性を人工的に再現することで，知覚神経細胞だけでなく，中脳に由来するドパミン神経細胞[6]や，終脳に由来するGABA神経細胞やグルタミン酸神経を含む皮質ニューロンなどへの誘導も可能となる[7]．

hiPS細胞由来知覚神経細胞の疼痛研究への応用

Youngらは，人工的に発生段階における神経系細胞の領域特異性を再現し，得られたhiPS細胞由来知覚神経細胞を疼痛研究へと応用するために，hiPS細胞から分化誘導を行った知覚神経細胞の遺伝子発現パターンを分化段階ごとに網羅的に解析し，ヒトの脊髄後根神経節（hDRG）における遺伝子発現パターンとの比較検討を行った[8]．その結果，成熟期間が十分であれば，hiPS細胞由来知覚神経細胞において，POU4F1やISL1などの知覚神経マーカーや各種イオンチャネルの発現がhDRGと同程度に認められ，さらには，電気生理学的解析によって，この知覚神経細胞が機能的であることも確認された（図1, 2）．こうしたことから，著者らは，このようなhiPS細胞由来知覚神経細胞が，知覚神経細胞の生理学的特性の解析や，ヒト知覚神経細胞における薬物の作用解析に有用なツールであると考えている．

実際に病態解析に応用している例として，Nav1.7をコードするSCN9A遺伝子の機能獲得型変異に起因する先天性肢端紅痛症患者の末梢血から樹立したhiPS細胞由来知覚神経細胞を用いた研究が挙げられる[9]．本研究では，先天性肢端紅痛症患者iPS細胞由来知覚

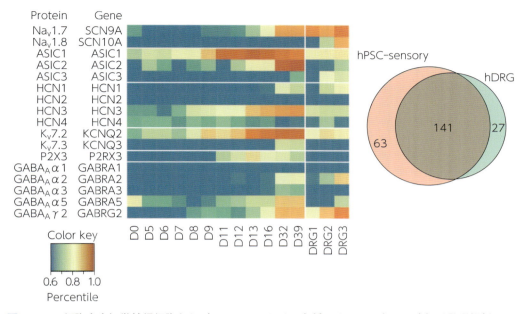

図2 hiPS細胞由来知覚神経細胞ならびにhDRGにおける各種イオンチャネルの遺伝子発現解析
（Young et al, Mol Ther, 2014 Fig. 4より引用）

神経細胞において認められる過剰な神経活動を，Nav1.7遮断薬を処置することにより抑制し，熱感受性の閾値を正常化することに成功している．さらに，こうして in vitro で得られた結果を踏まえ，実際に先天性肢端紅痛症患者へのNav1.7遮断薬投与により「痛みの評価スケール：Numerical Rating Scale (NRS)」の改善が認められたことも報告している．

こうした先行研究により，hiPS細胞由来知覚神経細胞の発生から分化・成熟過程を in vitro で再現が可能であることが示された．さらに最新の研究報告により，電位依存性Na$^+$チャネルやオピオイド受容体の発現や，その機能・役割などについても言及されるようになり，知覚神経細胞の持つ細胞特性の一端を掴むことも可能となりつつある（図3, Narita et al., unpublished data）．これまで，疼痛マウスモデルを用いた in vivo における知覚神経細胞に着目した解析では，生理学的なアプローチが主であったが，hiPS細胞由来知覚神経細胞を用いる研究では，疼痛様刺激下，機能的・形態的可塑性をもたらす要因などをリアルタイムに捉えることが可能となり，さらにこうしたアプローチは，ヒト知覚神経細胞の特性を抽出できる可能性も内包している．

以上のように，hiPS細胞由来知覚神経細胞の疼痛研究への応用は，これまで捉えられなかったヒトにおける反応の抽出を可能とする新たな手法であり，創薬に向けた研究においても非常に有用である．さらには，知覚神経細胞の特性を探索できるだけでなく，hiPS細胞由来の末梢血管や筋肉を構成する細胞や免疫担当細胞との共培養下における反応性など，細胞間相互作用を in vitro で評価する系を確立することが可能となり，知覚神経刺激により惹起される生理的反応をより詳細に解析することができる．

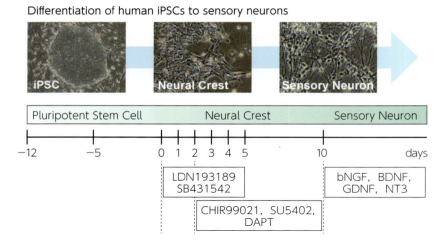

図3 hiPS細胞からの知覚神経細胞の誘導

hiPS細胞とエピゲノム修飾

　現在行われているiPS細胞から誘導した神経細胞の疾患モデルへの応用は遺伝的な変異によるものがほとんどで，こうしたアプローチは早期に表現型が顕かとなる疾患において非常に有用なツールである．一方で，パーキンソン病などの一般的に環境的要因や老化による後天的な遺伝子修飾（エピゲノム修飾）の変動がその発症に関与する孤発性の疾患においては，病態の表現型を忠実に捉えるために，より表現型を再現できるような神経細胞の分化誘導条件の設定[10]や，PROGERINの過剰発現やテロメラーゼ阻害剤によりin vitroにおいて老化を再現する方法など，さまざまな試みがなされている[11, 12]．これは，iPS細胞を樹立する際に，体細胞において獲得しているエピゲノム修飾の大部分がリプログラミングにより失われてしまうことを逆手にとった視点からのアプローチである[13-15]．神経障害性疼痛においては，その形成と確立

において，エピゲノム修飾の変動が大きく関
与することが報告されているため[16]，体細胞
からリプログラミングにより得られるhiPS
細胞を用いた疾患モデル技術を疼痛制御機構
の解析へ応用する際には，こういったエピゲ
ノム修飾がリセットされることが研究応用へ
障害となることも考えられるが，逆に痛み疾
患 iPS 細胞由来知覚神経細胞において，ど
こまでの情報が痛み記憶として細胞に保持さ
れてしまうのか，どこまでがリセット可能な
のかを探索できる可能性や，さらには次世代
に遺伝的変異として継承されていく痛み分子
の抽出を創出できる可能性もあり，今後の研
究の発展が期待される．

参考文献

1) Takahashi K, Yamanaka S : Induction of pluripotent stem cells from mouse embryonic and adult fibroblast cultures by defined factors. Cell. 126, 2006, 663-676.

2) Okita K, Matsumura Y, Sato Y, Okada A, Morizane A, Okamoto S, Hong H, Nakagawa M, Tanabe K, Tezuka K, Shibata T, Kunisada, T, Takahashi M, Takahashi J, Saji H, Yamanaka S : A more efficient method to generate integration-free human iPS cells. Nat. Meth. 8, 2011, 409-412.

3) Okita K, Yamakawa T, Matsumura Y, Sato Y, Amano N, Watanabe A, Goshima N, Yamanaka S : An Efficient Nonviral Method to Generate Integration-Free Human-Induced Pluripotent Stem Cells from Cord Blood and Peripheral Blood Cells. STEM CELLS. 31(3), 2013, 458-466.

4) Chambers SM, Qi Y, Mica Y, Lee G, Zhang XJ, Niu L, Bilsland J, Cao L, Stevens E, Whiting P, Shi SH, Studer L : Combined small-molecule inhibition accelerates developmental timing and converts human pluripotent stem cells into nociceptors. Nature Biotechnology. 30, 2012, 715-720.

5) Zeltner N, Fattahi F, Dubois NC, Saurat N, Lafaille F, Shang L, Zimmer B, Tchieu J, Soliman MA, Lee G, Casanova JL, Studer L : Capturing the biology of disease severity in a PSC-based model of familial dysautonomia. Nat. Med. 22, 2016, 1421-1427.

6) Kriks S, Shim JW, Piao J, Ganat YM, Wakeman DR, Xie Z, Carrillo-Reid L, Auyeung G, Antonacci C, Buch A, Yang L, Beal MF, Surmeier DJ, Kordower JH, Tabar V, Studer L : Dopamine neurons derived from human ES cells efficiently engraft in animal models of Parkinson's disease. Nature. 480, 2011, 547-551.

7) Qi Y, Zhang XJ, Renier N, Wu Z, Atkin T, Sun Z, Ozair MZ, Tchieu J, Zimmer B, Fattahi F, Ganat Y, Azevedo R, Zeltner N, Brivanlou AH, Karayiorgou M, Gogos J, Tomishima M, Tessier-Lavigne M, Shi SH, Studer L : Combined small-molecule inhibition accelerates the derivation of functional cortical neurons from human pluripotent stem cells. Nature Biotechnology. 35(2), 2017, 154-163.

8) Young GT, Gutteridge A, Fox HD, Wilbrey AL, Cao L, Cho LT, Brown AR, Benn CL, Kammonen LR, Friedman JH, Bictash M, Whiting P, Bilsland JG, Stevens EB : Characterizing Human Stem Cell-derived Sensory Neurons at the Single-cell Level Reveals Their Ion Channel Expression and Utility in Pain Research. Molecular Therapy. 22(8), 2014, 1530-1543.

9) Cao L, McDonnell A, Nitzsche A, Alexandrou A, Saintot PP, Loucif AJ, Brown AR, Young G, Mis M, Randall A, Waxman SG, Stanley P, Kirby S, Tarabar S, Gutteridge A, Butt R, McKernan, RM, Whiting P, Ali Z, Bilsland J, Stevens EB : Pharmacological reversal of a pain phenotype in iPSC-derived sensory neurons and patients with inherited erythro-melalgia. Science Translational Medicine. 8 (335), 2016, 335ra56.

10) Chung SY, Kishinevsky S, Mazzulli JR, Graziotto J, Mrejeru A, Mosharov EV, Puspita L, Valiulahi P, Sulzer D, Milner TA, Taldone T, Krainc D, Studer L, Shim JW : Parkin and PINK1 Patient iPSC-Derived Midbrain Dopamine Neurons Exhibit Mitochondrial Dysfunction and &alpha ; -Synuclein Accumulation. Stem Cell Reports. 7(4), 2016, 664-677.

11) Miller JD, Ganat YM, Kishinevsky S, Bowman RL, Liu B, Tu EY, Mandal PK, Vera E, Shim JW, Kriks S, Taldone T, Fusaki N, Tomishima MJ, Krainc D, Milner TA, Rossi DJ, Studer L : Human iPSC-based modeling of late-onset disease via progerin-induced aging. Cell Stem Cell. 13(6), 2013, 691-705.

12) Vera E, Bosco N, Studer L : Generating Late-Onset Human iPSC-Based Disease Models by Inducing Neuronal Age-Related Phenotypes through Telomerase Manipulation. Cell Rep. 17, 2016, 1184-1192.

13) Lapasset L, Milhavet O, Prieur A, Besnard, E,

Babled A, Aït-Hamou N, Leschik J, Pellestor F, Ramirez JM, De Vos J, Lehmann S, Lemaitre, JM : Rejuvenating senescent and centenarian human cells by reprogramming through the pluripotent state. Genes & Development. 25 (21), 2011, 2248-2253.

14) Patterson M, Chan DN, Ha I, Case D, Cui Y, Handel BV, Mikkola HK, Lowry WE : Defining the nature of human pluripotent stem cell progeny. Cell Research. 22, 2012, 178-193.

15) Mahmoudi S, Brunet A : Aging and reprogramming : a two-way street. Current Opin-

ion in Cell Biology. 24, 2012, 744-756.

16) Imai S, Ikegami D, Yamashita A, Shimizu T, Narita M, Niikura K, Furuya M, Kobayashi Y, Miyashita K, Okutsu D, Kato A, Nakamura A, Araki A, Omi K, Nakamura M, James Okano, H, Okano H, Ando T, Takeshima H, Ushijima T, Kuzumaki N, Suzuki T, Narita M : Epigenetic transcriptional activation of monocyte chemotactic protein 3 contributes to long-lasting neuropathic pain. Brain. 136(Pt3), 2013, 828-843.

1章 4 神経障害性疼痛のメカニズム解析とそれによる創薬について

Mechanisms underlying neuropathic pain, and drug discovery

九州大学大学院薬学研究院ライフイノベーション分野 **津田　誠**

はじめに

神経障害性疼痛メカニズムの解明に向けた基礎研究では，従来，主に末梢神経等に直接損傷を与えた動物モデルなどが利用され，神経損傷後に一次求心性神経，脊髄後角，そして脳で起こる分子・細胞レベルでの変化を捉え，それらの制御により変化する疼痛行動や神経活動などが解析されてきた．一方，最近では，ある特定の細胞ポピュレーション選択的な欠失や機能制御技術の発展により，神経障害性疼痛の発症維持に関わる重要な細胞集団や神経回路，さらにグリア細胞との相互作用など，より詳細なメカニズムが徐々に明らかになっている．

そこで本稿では，神経障害性疼痛のメカニズムとして脊髄後角の神経とグリアに注目して概説する．

グリア細胞

中枢神経系のグリア細胞は，アストロサイト，オリゴデンドロサイト，そしてミクログリアに大別される．アストロサイトは非常に多くの突起を有し，シナプス構造の維持，ニューロンへの栄養補給など，細胞環境の恒常性維持を担う．また，多くの神経伝達物質受容体を発現し，神経からのシグナルを受け，さらにシナプス活動に影響を与える物質

も放出するなど，神経機能そのものにも大きな影響力を有している[1]．オリゴデンドロサイトは，中枢神経の軸索に巻きつき，髄鞘を形成し，正常な神経伝達を維持している[2]．ミクログリアは，他のグリア細胞と異なり，胎生期の卵黄嚢で発生する原始マクロファージをオリジンとし[3]，シナプスや死細胞などの貪食，炎症性因子，細胞障害性因子や神経栄養因子の産生放出を起こす．

神経障害性疼痛と脊髄でのグリア細胞

1 ミクログリア

神経障害性疼痛モデルの脊髄では，ミクログリアの細胞体の肥大化，突起の退縮，細胞数の増加がみられる[4]．前者2つは神経損傷後比較的速やかに起こり，細胞数の増加は2～3日後から認められる．細胞数の増加には，末梢の単球・マクロファージの浸潤は関与せず[5]，損傷神経で発現増加する colony stimulating factor 1（CSF1）の作用による細胞増殖が関与する（図1）[6]．

活性化したミクログリアでは上記の形態変化に加え，さまざまな機能分子の発現が変動する．現在まで，それらの分子に注目した神経障害性疼痛の研究が多くなされてきたが，神経障害性疼痛におけるミクログリアの因果性を示す最初の報告例となった分子が，細胞外アデノシン三リン酸（extracellular adenosine 5'-triphosphate：eATP）ATPで活性化

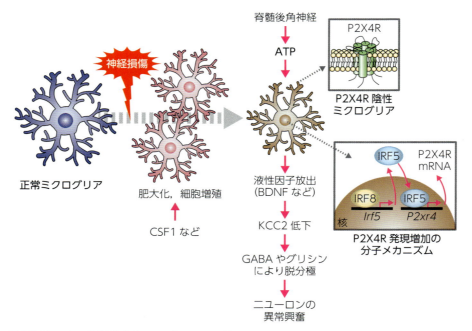

図1　神経損傷による脊髄後角ミクログリアの活性化とP2X4Rを介する神経障害性疼痛メカニズム

するP2X4受容体（P2X4R）である[7]。P2X4Rは神経損傷後の脊髄においてミクログリアに特異的に高発現し，その受容体を薬理学的に遮断，あるいは遺伝子をノックダウンや欠損させることで，神経損傷後の感覚異常であるアロディニア（異痛症）を著明に抑制する[7, 8]。P2X4Rのミクログリア特異的な発現増加メカニズムとして，interferon regulatory factor（IRF）転写因子ファミリーのIRF8とIRF5が重要な役割を果たす[9, 10]。IRF8とIRF5は神経損傷後にミクログリアでのみ発現増加し，これらのノックアウトマウスでは，神経損傷によるアロディニアが抑制される。またIRF8強制発現培養ミクログリア細胞では，IRF5とP2X4R遺伝子発現が増加し，それがIRF5のノックダウンにより抑制される。さらに，IRF5はP2X4Rプロモーター領域へ結合して，P2X4Rの発現を増加させる。したがって，IRF8‐IRF5の転写カスケードによってミクログリアがP2X4R陽性となり，神経障害性疼痛につながるという分子メカニズムが想定される（図1）。

これ以外にも，以下のようなさまざまな因子の関わりが報告されている。他のATP受容体であるP2X7RやP2Y12Rもミクログリアに発現し，神経障害性疼痛に関与することが示されている[11, 12]。また，自然免疫を担うToll様受容体（TLR2，TLR3およびTLR4）もミクログリアに発現し，神経損傷によって発現増加する。それぞれの遺伝子欠損マウスでは，アロディニアの抑制や，腫瘍壊死因子α（TNF-α）などの発現も抑制される[13-15]。神経損傷後に脊髄後角のミクログリアでNADPHオキシダーゼ2（Nox2）を介して産生される活性酸素種（ROS）[16]が，TRPM2を介して神経障害性疼痛およびミクログリアの活性化に寄与することが報告されており，Nox2/ROS/TRPM2シグナル系が，活性化ミクログリアからの炎症応答に関与している可能性がある[17]。

②アストロサイト

アストロサイトの活性化は，細胞体および突起の肥大化，細胞マーカーGFAPの発現増加が一般的な指標とされている．ミクログリアは，神経損傷後早期から活性化するが，アストロサイトは比較的後期から活性化する[18]．アストロサイト特異的に活性化する分子として，MAPキナーゼ（JNKやERK）[19, 20]と転写因子STAT3[18]がある．興味深い点は，それらの阻害薬は神経損傷後に一旦形成した疼痛を抑制できることである．また，STAT3のドミナントネガティブ変異体を，脊髄後角アストロサイトにのみに発現させたマウスでも疼痛維持が抑制される[21]．したがって，活性化アストロサイトは神経障害性疼痛の維持メカニズムに重要であろうと考えられる．

また，活性化アストロサイトによる脊髄後角ニューロン変調メカニズムの詳細解明は，今後の重要な課題である．最近，慢性掻痒モデルの脊髄後角でアストロサイトが活性化し，痒みの慢性化に関与することも明らかになり[22]，アストロサイトによる感覚シグナル調節の仕組みが大変興味深い．

脊髄後角神経回路と神経損傷後の変化

脊髄は層構造を成し，第Ⅰ層には侵害刺激情報を脳へ送る投射ニューロン（projection neuron）がある．正常時には，投射ニューロンは，AδやC線維からの侵害刺激に応答するが，触覚などの非侵害刺激では興奮しない[23]．第Ⅲ層の投射ニューロンは広作動域ニューロンで，侵害刺激に加え，Aβ線維からの非侵害刺激にも応答する．第Ⅱ～Ⅲ層には，多数の介在ニューロンが存在し，形態や発現分子，さらに電気生理学的特性によりそのタイプが細分化されている．形態学的には，主にislet，central，radialおよびvertical

細胞の4種類のタイプに分類される[24]．第Ⅱ層内側介在ニューロンはプロテインキナーゼCγ（PKCγ）を特異的に発現する，興奮性の介在ニューロンである[23]．一方，GABAを含む抑制性介在ニューロンは第ⅠおよびⅡ層に，GABAとグリシンを共発現する抑制性介在ニューロンは第Ⅲ層などの深層に存在する．

1965年にMelzackとWallが提唱したゲートコントロールセオリーでは，脊髄後角に侵害刺激信号の流入をコントロールするゲート機能があるとしている[25]．その一つとしてAβ線維を介する抑制があるが，そのゲート機構に関与する脊髄後角内の介在ニューロンポピュレーションが，遺伝子改変技術等による可視化および機能調節技術で次々と報告されている[26-28]．これまでに報告されたものとしては，オピオイドペプチドのダイノルフィン[26]やグリシンを含む抑制性介在ニューロン[26, 28, 29]，パルブアルブミン（parvalbumin）を発現する抑制性介在ニューロン[30]などが挙げられる．それぞれの相互関係に関する詳細な研究が今後必要となるが，これらの抑制性介在ニューロンの抑制により，神経を障害しなくても強いアロディニアが発症することから，神経障害後のアロディニアにも抑制性介在ニューロンの機能低下が関与していることが示唆される．

また，Coullらは，神経損傷後にK^+-Cl^- cotransporter 2（KCC2）が発現低下し，第Ⅰ層ニューロンでの細胞内外のCl^-濃度勾配が変化し，同ニューロンを抑制するGABAやグリシンの作用が抑制性から興奮性へと変化すること，また，その結果としてGABAやグリシンによって異常興奮が起こることを報告した[31]．興味深いことに，この変化はP2X4Rが活性化されたミクログリアから放出される脳由来神経栄養因子（BDNF）により起こり[32]，通常，触刺激には応答しない第

Ⅰ層projectionニューロンが，ATPで刺激したミクログリアを投与することで触刺激に応答するようになる[33]．したがって，ミクログリアのP2X4Rの活性化から端を発するグリア―ニューロン連関の形成が，ニューロンの過剰興奮，さらには神経障害性疼痛の原因であると考えられる（図1）[34]．

創薬への展開

以上の基礎研究から見出された神経障害性疼痛の治療薬開発に有望なターゲットについては，製薬企業などとの連携による新薬開発に発展するケースもある．

Gagnonらは，KCC2を活性化する低分子化合物の探索からCLP257を同定し，同化合物が神経障害性疼痛モデルで有効であったことを報告している[35]．一方で，グリア細胞を標的に開発された医薬品は未だ上市されていないが，P2X4R拮抗薬は有望な創薬ターゲットといえる．これまで数種類のP2X4R拮抗薬が報告されているが，いずれも選択性，種特異性，溶解性に問題があった[36]．

そのようななか，井上和秀（九州大学理事・副学長）らの研究チームと日本ケミファ株式会社の共同研究により，新規P2X4R選択的拮抗薬としてNP-1815-PXが同定された[37]．本化合物は，これまでの種特異性や選択性，難水溶性を克服した新規化合物である．本化合物の脊髄くも膜下腔内投与により，末梢神経損傷誘発性アロディニアが有意に抑制された．NP-1815-PXは中枢移行性が悪く，末梢投与では中枢神経系での作用が期待できない．しかし，同共同研究グループは最近，中枢移行性を有する新規P2X4R選択的拮抗薬NC-2600を発表し，現在臨床試験が進行中である．今後の展開に期待したい．

おわりに

本稿では，神経障害性疼痛のメカニズム研究のなかでも，脊髄後角のグリアとニューロンにフォーカスした．紙面の関係で割愛した報告も多いが，活性化グリア細胞が作り上げるニューロンの機能異常については，依然として不明な点が多く残されているのも事実である．しかし，グリア由来分子の発現や機能を抑制することで神経障害性疼痛を緩解するというエビデンスは，基礎研究レベルでは一貫して得られている．

神経障害性疼痛患者におけるグリアの活性化については，いくつか興味深い報告がある．例えば，複合性局所疼痛症候群（CRPS）の患者の脊髄におけるCD68陽性ミクログリアの活性化[38]，慢性疼痛を伴ったHIV患者の脊髄後角でのアストロサイトの活性化やTNFαとIL-1βの増加[39]などが挙げられる．しかし，患者での神経障害性疼痛とグリアの関連性については今後の更なるエビデンスの蓄積が求められる．今後のグリア細胞を標的にした創薬がさらに加速することを期待したい．

参考文献

1) Eroglu C, Barres BA：Regulation of synaptic connectivity by glia. Nature. 2010, 468(7321), 223-231.

2) Nave KA：Myelination and support of axonal integrity by glia. Nature. 2010, 468(7321), 244-252.

3) Aguzzi A, Barres BA, Bennett ML：Microglia：scapegoat, saboteur, or something else? Science. 2013, 339(6116), 156-161.

4) Tsuda M, Inoue K, Salter MW：Neuropathic pain and spinal microglia：a big problem from molecules in "small" glia. Trends. Neurosci. 2005, 28(2), 101-107.

5) Tashima R, Mikuriya S, Tomiyama D, Shiratori-Hayashi M, Yamashita T, Kohro Y, Tozaki-Saitoh H, Inoue K, Tsuda M：Bone marrow-

derived cells in the population of spinal microglia after peripheral nerve injury. Scientific reports. 2016, 6, 23701.

6) Guan Z, Kuhn JA, Wang X, Colquitt B, Solorzano C, Vaman S, Guan AK, Evans-Reinsch Z, Braz J, Devor M, Abboud-Werner SL, Lanier LL, Lomvardas S, Basbaum AI : Injured sensory neuron-derived CSF1 induces microglial proliferation and DAP12-dependent pain. Nat. Neurosci. 2016, 19(1), 94-101.

7) Tsuda M, Shigemoto-Mogami Y, Koizumi S, Mizokoshi A, Kohsaka S, Salter MW, Inoue K : P2X4 receptors induced in spinal microglia gate tactile allodynia after nerve injury. Nature. 2003, 424(6950), 778-783.

8) Tsuda M, Kuboyama K, Inoue T, Nagata K, Tozaki-Saitoh H, Inoue K : Behavioral phenotypes of mice lacking purinergic P2X4 receptors in acute and chronic pain assays. Mol. Pain. 2009, 5(1), 28.

9) Masuda T, Tsuda M, Yoshinaga R, Tozaki-Saitoh H, Ozato K, Tamura T, Inoue K : IRF8 is a critical transcription factor for transforming microglia into a reactive phenotype. Cell Rep. 2012, 1(4), 334-340.

10) Masuda T, Iwamoto S, Yoshinaga R, Tozaki-Saitoh H, Nishiyama A, Mak TW, Tamura T, Tsuda M, Inoue K : Transcription factor IRF5 drives P2X4R + -reactive microglia gating neuropathic pain. Nat. Commun. 2014, 5, 3771.

11) Tozaki-Saitoh H, Tsuda M, Miyata H, Ueda K, Kohsaka S, Inoue K : P2Y12 receptors in spinal microglia are required for neuropathic pain after peripheral nerve injury. J. Neurosci. 2008, 28(19), 4949-4956.

12) Kobayashi K, Takahashi E, Miyagawa Y, Yamanaka H, Noguchi K : Induction of the P2X7 receptor in spinal microglia in a neuropathic pain model. Neurosci. Lett. 2011, 504(1), 57-61.

13) Tanga FY, Nutile-McMenemy N, DeLeo JA : The CNS role of Toll-like receptor 4 in innate neuroimmunity and painful neuropathy. Proc. Natl. Acad. Sci. USA. 2005, 102(16), 5856-5861.

14) Kim D, Kim MA, Cho IH, Kim MS, Lee S, Jo EK, Choi SY, Park K, Kim JS, Akira S, Na HS, Oh SB, Lee SJ : A critical role of toll-like receptor 2 in nerve injury-induced spinal cord glial cell activation and pain hypersensitivity. J. Biol. Chem. 2007, 282(20), 14975-14983.

15) Obata K, Katsura H, Miyoshi K, Kondo T, Yamanaka H, Kobayashi K, Dai Y, Fukuoka T, Akira S, Noguchi K : Toll-like receptor 3 contributes to spinal glial activation and tactile allodynia after nerve injury. J. Neurochem. 2008, 105, 2249-2259.

16) Kim D, You B, Jo EK, Han SK, Simon MI, Lee SJ : NADPH oxidase 2-derived reactive oxygen species in spinal cord microglia contribute to peripheral nerve injury-induced neuropathic pain. Proceedings of the National Academy of Sciences of the United States of America. 2010, 107(33), 14851-14856.

17) Haraguchi K, Kawamoto A, Isami K, Maeda, S, Kusano A, Asakura K, Shirakawa H, Mori Y, Nakagawa T, Kaneko S : TRPM2 contributes to inflammatory and neuropathic pain through the aggravation of pronociceptive inflammatory responses in mice. The Journal of neuroscience : the official journal of the Society for Neuroscience 2012, 32(11), 3931-3941.

18) Tsuda M, Kohro Y, Yano T, Tsujikawa T, Kitano J, Tozaki-Saitoh H, Koyanagi S, Ohdo S, Ji RR, Salter MW, Inoue K : JAK-STAT3 pathway regulates spinal astrocyte proliferation and neuropathic pain maintenance in rats. Brain. 2011, 134(Pt 4), 1127-1139.

19) Zhuang ZY, Gerner P, Woolf CJ, Ji RR : ERK is sequentially activated in neurons, microglia, and astrocytes by spinal nerve ligation and contributes to mechanical allodynia in this neuropathic pain model. Pain. 2005, 114(1-2), 149-159.

20) Zhuang ZY, Wen YR, Zhang DR, Borsello T, Bonny C, Strichartz GR, Decosterd I, Ji RR : A peptide c-Jun N-terminal kinase (JNK) inhibitor blocks mechanical allodynia after spinal nerve ligation : respective roles of JNK activation in primary sensory neurons and spinal astrocytes for neuropathic pain development and maintenance. J. Neurosci. 2006, 26(13), 3551-3560.

21) Kohro Y, Sakaguchi E, Tashima R, Tozaki-Saitoh H, Okano H, Inoue K, Tsuda M : A new minimally-invasive method for microinjection into the mouse spinal dorsal horn. Sci. Rep. 2015, 5, 14306.

22) Shiratori-Hayashi M, Koga K, Tozaki-Saitoh H, Kohro Y, Toyonaga H, Yamaguchi C, Hasegawa A, Nakahara T, Hachisuka J, Akira S, Okano H, Furue M, Inoue K, Tsuda M : STAT3-dependent reactive astrogliosis in the spinal dorsal horn underlies chronic itch. Nat. Med. 2015, 21(8), 927-931.

23) Todd AJ : Neuronal circuitry for pain processing in the dorsal horn. Nat. Rev. Neurosci. 2010, 11(12), 823-836.

24) Zeilhofer HU, Wildner H, Yevenes GE : Fast

synaptic inhibition in spinal sensory processing and pain control. Physiological reviews. 2012, 92(1), 193-235.

25) Melzack R, Wall PD ： Pain mechanisms ： a new theory. Science. 1965, 150(3699), 971-979.

26) Duan B, Cheng L, Bourane S, Britz O, Padilla C, Garcia-Campmany L, Krashes M, Knowlton W, Velasquez T, Ren X, Ross SE, Lowell BB, Wang Y, Goulding M, Ma Q ： Identification of spinal circuits transmitting and gating mechanical pain. Cell. 2014, 159(6), 1417-1432.

27) Bourane S, Grossmann KS, Britz O, Dalet A, Del Barrio MG, Stam FJ, Garcia-Campmany L, Koch S, Goulding M ： Identification of a spinal circuit for light touch and fine motor control. Cell. 2015, 160(3), 503-515.

28) Foster E, Wildner H, Tudeau L, Haueter S, Ralvenius WT, Jegen M, Johannssen H, Hosli L, Haenraets K, Ghanem A, Conzelmann KK, Bosl M, Zeilhofer HU ： Targeted ablation, silencing, and activation establish glycinergic dorsal horn neurons as key components of a spinal gate for pain and itch. Neuron. 2015, 85(6), 1289-1304.

29) Lu Y, Dong H, Gao Y, Gong Y, Ren Y, Gu N, Zhou S, Xia N, Sun YY, Ji RR, Xiong L ： A feed-forward spinal cord glycinergic neural circuit gates mechanical allodynia. J. Clin. Invest. 2013, 123(9), 4050-4062.

30) Petitjean H, Pawlowski SA, Fraine SL, Sharif B, Hamad D, Fatima T, Berg J, Brown CM, Jan LY, Ribeiro-da-Silva A, Braz JM, Basbaum AI, Sharif-Naeini R ： Dorsal Horn Parvalbumin Neurons Are Gate-Keepers of Touch-Evoked Pain after Nerve Injury. Cell Rep. 2015, 13(6), 1246-1257.

31) Coull JA, Boudreau D, Bachand K, Prescott SA, Nault F, Sik A, De Koninck P, De Koninck Y ： Trans-synaptic shift in anion gradient in spinal lamina I neurons as a mechanism of neuropathic pain. Nature. 2003, 424(6951), 938-942.

32) Coull JA, Beggs S, Boudreau D, Boivin D, Tsuda M, Inoue K, Gravel C, Salter MW, De Koninck Y ： BDNF from microglia causes the shift in neuronal anion gradient underlying neuropathic pain. Nature. 2005, 438(7070), 1017-1021.

33) Keller AF, Beggs S, Salter MW, De Koninck Y ： Transformation of the output of spinal lamina I neurons after nerve injury and microglia stimulation underlying neuropathic pain. Mol. Pain. 2007, 3, 27.

34) Beggs S, Trang T, Salter MW ： P2X4R + microglia drive neuropathic pain. Nat. Neurosci. 2012, 15(8), 1068-1073.

35) Gagnon M, Bergeron MJ, Lavertu G, Castonguay A, Tripathy S, Bonin RP, Perez-Sanchez J, Boudreau D, Wang B, Dumas L, Valade I, Bachand K, Jacob-Wagner M, Tardif C, Kianicka I, Isenring P, Attardo G, Coull JA, De Koninck, Y ： Chloride extrusion enhancers as novel therapeutics for neurological diseases. Nat. Med. 2013, 19(11), 1524-1528.

36) Jacobson KA, Muller CE ： Medicinal chemistry of adenosine, P2Y and P2X receptors. Neuropharmacology. 2016, 104, 31-49.

37) Matsumura Y, Yamashita T, Sasaki A, Nakata E, Kohno K, Masuda T, Tozaki-Saitoh H, Imai T, Kuraishi Y, Tsuda M, Inoue K ： A novel P2X4 receptor-selective antagonist produces anti-allodynic effect in a mouse model of herpetic pain. Sci. Rep. 2016, 6, 32461.

38) Del Valle L, Schwartzman RJ, Alexander G ： Spinal cord histopathological alterations in a patient with longstanding complex regional pain syndrome. Brain, Behavior, and Immunity. 2009, 23(1), 85-91.

39) Shi Y, Gelman BB, Lisinicchia JG, Tang SJ ： Chronic-pain-associated astrocytic reaction in the spinal cord dorsal horn of human immunodeficiency virus-infected patients. J. Neurosci. 2012, 32(32), 10833-10840.

2章

痛みの臨床研究と
最先端治療法

―臨床医の立場から今後の日本の
疼痛治療を考える

第2章

1 慢性疼痛の実態と運動療法

Exercise Therapy for Chronic Pain

福島県立医科大学整形外科学講座　**矢吹省司**

はじめに

　器質的な損傷が見られない，あるいは損傷が治癒しているにも関わらず，長く痛みが続く慢性疼痛．この実態についてはこれまでもさまざまな調査が行われてきた．有病率，治療実態，患者ニーズの把握を通じ，慢性疼痛の治療には，従来とは異なるアプローチが必要である事実も見えてくる．そこで，患者の主体性を軸とした能動的治療である運動療法に焦点をあて，その効果と実践，今後の課題などについてまとめてみたい．

わが国における慢性疼痛保有者と治療の実態について

1 わが国における慢性疼痛保有者の実態

　わが国の慢性疼痛に関する疫学研究においては，2004年の「慢性疼痛に関する実態把握調査[1]」などが実施されてきた．米国では痛みによる労働意欲の低下が経済損失につながるといった試算もなされ，社会問題化したことから，国家をあげての疼痛対策が検討されているが，こうした動きと比較すると，わが国の慢性疼痛対策は立ち遅れていると言わざるをえない現状にある．

　そこで，2010年，20歳以上の男女を対象とした全国調査により，「日本における慢性疼痛保有者の実態調査[2]」（以下2010年度調査）が実施された．インターネットリサーチをベースとした本調査は，第一次調査，第二次調査に分けられ，慢性疼痛の有病率と治療実態を問う第一次調査では41,597名，慢性疼痛保有者のニーズを問う第二次調査では5,998名のサンプルが回収された．以下にわが国における慢性疼痛保有者と治療の実態として，調査結果の概要を紹介する．

1) 慢性疼痛有病率と推計患者数

　2010年度調査の第一次調査における有効回答41,597件のうち，代理回答分を除いた本人回答に限定した40,000件を分析した結果，慢性疼痛の有病率は22.5％であることが分かった．

　この結果をもとに，総務省統計平成21年，成人人口（102,901千人）の年齢別，男女別の人口数，構成比を参考に拡大推計を実施した結果，わが国における慢性疼痛の推計患者数は2,315万人となった．他の研究では，13.4％から22.9％と報告されている（**表1**）．

2) 慢性疼痛によるADLやQOLへの影響

　2010年度調査では，慢性疼痛保有者（n＝5,998）に対し，痛みによる生活への支障を問う項目も設定された．支障の程度を，「いつもあった」，「しばしばあった」，「時々あった」，「あまりなかった」，「全くなかった」の5段階で評価し，"大きな支障"を表す上位2項目の割合を合算した．結果，「仕事，学校生活，家事，いつもの活動をすること」で38.1％，「外出をすること」で29.9％，「集中すること」で28.4％と，3割前後の慢性疼痛保有者がこれらの行動に対して"大きな支

表1 わが国の慢性疼痛に関する疫学研究

実施年と著者	方法	対象	例数	痛みの強さ	罹病期間	頻度(%)
2004年 服部ほか[1]	インターネット	18歳以上 慢性疼痛	18,300	5以上 (1〜10)	6か月以上（1か月以内に症状あり，週2回以上）	13.4
2009年 松平ほか[2]	インターネット	20〜79歳 慢性疼痛	20,063	5以上 (0〜10)	3か月以上	22.9
2010年 Nakamura et al.[3]	郵送	18歳以上 運動器の慢性疼痛	11,507	5以上 (1〜10)	6か月以上（1か月以内に症状あり）	15.4
2010年 矢吹ほか[4]	インターネット	20歳以上 慢性疼痛	41,597	5以上 (1〜10)	3か月以上（1か月以内に症状あり，週2回以上）	22.5

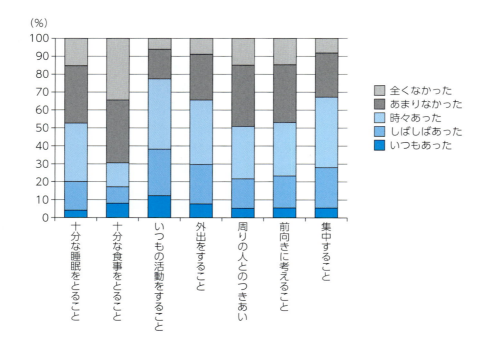

図1 痛みによる支障

障"を感じていることが分かった．慢性疼痛が患者のADL（Activities of Daily Living：日常生活動作）とQOL（Quality of Life：生活の質）に大きな影響を与えている実態が見てとれる（図1）．

3）慢性疼痛保有者の疼痛への対処・行動

慢性疼痛保有者（n＝5,998）が，痛みに対してこれまでに行った対処・行動についての項目では，もっとも大きな割合を占めたのが「病院受診」の64.6％であった．続いて「自己対処法」57.5％，「情報収集」54.1％などとなり，慢性疼痛患者の多くが痛みからの解放を求めて何らかの手段を講じている実態が分かった（図2）．

一方で，痛み緩和のために病院・医院を受診している患者を対象に，治療後に痛みが満

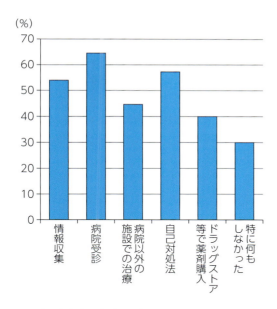

図2　慢性疼痛に対する対処

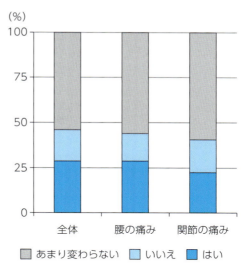

図3　今までの治療で満足する程度に痛みを緩和できたか？

足のいく程度に緩和されたかも調査された．結果，「はい」，「いいえ」，「あまり変わらない」の3段階のうち，"満足するほどには緩和されていない"を表す「いいえ」，「あまり変わらない」の評価割合を合算すると，全体（n＝5,998）で70.7％となり，多くの患者が治療に満足しているとは言えないことも見えてきた（図3）．

慢性疼痛治療が抱える課題と今後の展望について

1 現状の慢性疼痛治療が抱える課題

2010年度調査の結果から，わが国には多くの慢性疼痛患者が存在し，実際に病院・医院での治療をうけてきたにも関わらず，満足のいく程度には痛みの緩和ができていない現状が分かった．治療の効果が限定的である背景には，現状の慢性疼痛治療が抱えるいくつかの課題があるが，その代表的なものを以下に挙げる．

1）学際的なアプローチの不足

腰や関節など身体の部分に痛みを感じた場合，多くの人がまずはじめに受診するのは整形外科であろう．身体の組織に何らかの器質的な損傷が認められる場合，整形外科などの各専門家がそれを治療することで痛みは解消する．しかし，器質的損傷が治癒した後も長く続く痛み，または損傷部位が認められないにも関わらず生じる慢性的な痛みについては，それぞれの専門領域だけでは解消できないケースも多い．こうした長引く痛みの原因が組織的な損傷のみならず，患者の思考や恐れに起因するものであったり，活動性低下による廃用であったりすることもあるからだ．

慢性疼痛の治療では，整形外科での手術や保存療法（薬物療法や理学療法など）だけでなく，精神科での認知行動療法などを含めた多角的なアプローチが有効となるケースも多い．慢性腰痛患者に対して，手術と認知行動療法の原理に基づいた集中的リハビリテーションプログラムを実施し比較した論文では，両群で治療後に痛みの状態が改善し，2

年後では両群ですべての項目に差が見られなかったこと，合併症は手術群でのみ見られたことなどの報告がある[5]．慢性疼痛を理解するためには，生物医学モデルの枠組みを離れ，生物心理社会モデルで捉える必要がある．そして，各専門科を超えた学際的なチーム診療を提供することこそ，慢性疼痛保有者の痛み緩和のために必要となる．

2) 患者にとって受動的治療が主流である

現状では，病院や医院で提供されている疼痛治療の大部分が，患者にとって受動的な治療であるという点も，ひとつの課題として挙げられる．慢性疼痛治療の最終目標は，患者自身が自分で痛みをコントロールし，制御できるようになることにある．医療者や薬剤など各種療法の力を借りながらも，患者が主体となって痛みを管理する意思を持つことが重要なのである．しかし，注射や薬，手術が中心となる現状の疼痛治療では，患者は受け身にならざるを得ず，これが治療への依存を増幅させる要因ともなっている．患者の意識を受動から能動へと切り替えることこそ，慢性疼痛の治療効果を挙げるために欠かせない．

3) 保険診療の枠組みによる限界

現時点での慢性疼痛治療には，保険診療の枠組みという壁も立ちはだかる．痛みの緩和に向けて病院・医院で提供できる療法の保険適用は限定的であり，患者が満足のいく結果を得られる治療を求めるとなると，自己負担による部分も大きくなる．医療制度の改革は簡単なことではないが，慢性疼痛治療の現場においては，保険医療制度の改革も急務であるといえる．

2 慢性疼痛治療の今後の展望

1) 疼痛センターを通じての学際的チーム医療

近年，わが国でも慢性疼痛の治療効果向上に向けて，学際的なチーム医療を提供する疼痛センターを設置する医療機関が出現し始めている．整形外科医，ペインクリニック医，精神科医などの医師と，理学療法士，臨床心理士，栄養士，薬剤師など，各分野の専門家がそれぞれの知識を持ち寄り患者の痛み解消に向けて動こうとする取り組みは，一定の効果を挙げている．しかし，疼痛センターの設置は潜在的な慢性疼痛患者数に見合うものとは到底言えず，今後も全国各地に増設されることが望まれる．センターを通じて学際的なアプローチが進むことで，慢性疼痛の治療効果も向上し，患者の満足度も高まることが期待される．

2) 能動的治療としての運動療法

慢性疼痛治療における各種療法のなかで，特に患者が能動的に関わるものに運動療法がある．運動療法では医師あるいは理学療法士の指導のもと，痛みの緩和に向けて患者は一定の運動を続けることとなる．運動の実施，継続には，患者の主体的な関わりが欠かせないものとなり，この意味で運動療法は，患者自身で痛みをコントロールするという慢性疼痛治療の理想に近い療法であると言える．慢性疼痛に対する運動療法については，これまでも国内外でさまざまな研究がなされており，明らかな効果が報告されている．

慢性疼痛への運動療法とその効果

1 運動療法の種類

運動療法には，大きく分けて8種類の方法が存在するとされている．すなわち，1) 身体的制限に抗し，通常活動を行うよう指導する通常の活動性維持，2) ウォーキングやサイクリングといったエアロビック，3) プール内での水泳を含む運動であるアクア，4) 腰痛に対するMckenzie法など直接的体操，5) ヨガなどの柔軟性訓練，6) 不安定板やボールを用いた固有受容促通・強調運動，7) 腹筋や体幹筋をターゲットに低負荷運動を続け

る安定化運動, 8) 重量挙げなどの筋力強化運動[6]の8種類である.

2 運動療法の効果

腰痛に対する運動療法に関しては, 痛みの発生から4週未満の急性痛には効果がなく, 4〜12週の亜急性痛に対しての効果は限定的であったが, 痛みの発生から12週以上が経過した慢性疼痛に対しては明らかな効果が認められている. 米国内で実施された調査では, 安静, 薬物療法などの他の保存的療法と比較しても, 痛みと機能障害の改善の両方において効果があること, 開始後1年以内では欠勤日数を減少させ, 職場復帰数を増加させる効果があることも報告されている[7]. ほかに, 全身運動が長期間にわたり機能障害の軽減に有効であったことや, 家庭での全身運動(エアロビクス)に, 薬物使用量軽減や気分改善などの効果があることも示されている[8].

日本国内でのランダム化比較試験の結果も, 運動療法の効果を示している. 試験では被験者を運動群と対照群に分け, 運動群にはストレッチと体幹筋力強化の運動を, 対照群にはNSAIDsの服薬を指示し, 週に1, 2回の外来受診により経過を観察した. その結果, 腰痛のVAS(visual analogue scale)や, 指尖-床間距離であるFFD(finger floor distance)には差異が認められなかった反面, 運動群では腰痛関連QOL(Quality of Life)が明らかに良好であった[9].

3 運動療法の種類と効果

運動の種類とその効果については, これまでさまざまな調査, 研究がなされてきた. いずれの結果においても運動療法自体の効果は認められるものの, 現状では特定の運動プログラムが他の運動プログラム以上の効果を持つことを立証するデータは得られていない. そのため, 現時点では, どの種類の運動をどの程度の頻度や強度, 期間で行うのが最も有効であるかは明らかでない. しかし, 一般的に週に1〜3回の頻度が推奨されており, 最低10〜12週の継続が骨格筋の生理的変化を期待するには必要とされている[6].

また, 運動療法の効果をより向上させるためには, 理学療法士などの"管理下"で行うことがよいとされ[10], 家庭での運動群よりプログラム尊守, 長期成績ともに良好となっている.

慢性疼痛に対する運動療法とその実践

1 運動療法に適した運動の条件

運動療法の種類別効果を立証するデータはいまだ得られておらず, 「どんな運動でも運動自体に慢性疼痛改善の効果がある」というのが現状である. しかし, 慢性疼痛保有者に運動療法を勧めるにあたり, 最低限考慮しなければならない運動の条件がいくつかある. ここにその条件を挙げる.

1) 身体負担が重すぎない全身運動であること

慢性疼痛保有者に勧めるべき運動の条件のひとつが, 身体的負担が重すぎない全身運動である. 運動が逆効果となって新たな痛みを呼ぶことのないよう, 患者の身体状態に合わせた運動を行わせる.

2) 心理的負担がない, あるいは軽いこと

患者にとって精神的・心理的負担とならない運動を選択することも, 効果的な運動療法を行ううえで重要である. 疼痛を長引かせる原因は複合的であるが, 精神的・心理的要因の関与が疑われるケースも多い. 疼痛治療のための運動療法には, さらなる患者へ精神・心理的負荷をかけないことが求められる.

3) 継続が容易であること

慢性疼痛への運動療法で効果を挙げるためには, 運動の継続が重要となる. 運動の種類による効果への差異が認められない現状で

は，運動の内容よりもむしろ身体を動かす運動の継続の方が重視されるべきといえる．そのためにも，上述したとおり，身体的，精神的に負担のない運動が選択される必要がある．

2 運動療法に関して医療者に求められること

1) 運動が可能であるという担保

痛みを持つ患者にとって，運動の実施は時に不安や恐怖を伴うものである．こうした運動に対する不安感や恐怖感は，患者にとって心理的な負担となる．また，運動により器質的な問題が生じ，新たな痛みを抱えるケースも存在する．そのため，医師には患者が運動療法を実践する前に，患者にとって運動が可能であることを担保することが求められる．患部を中心とした身体の各部に綿密な検査を行い，客観的に運動が可能であるか否かの判断を行う必要がある．

2) 患者に適した運動の提案

運動療法にはさまざまな種類があり，患者や症状によっては，推奨される運動の種類が限定されるケースも想定される．例えば，膝に痛みを感じる患者に対してウォーキングやランニングなどの膝に負担がかかる運動を勧めることは不適切であり，患者それぞれに対して個別の提案が必要とされる．また，運動の内容に限らず，運動の強度や頻度などについても，個別の提案が求められる．医療者には，患者個人に合わせたオーダーメイドの運動療法メニューを組み立てることが要求される．

3) ペーシング

患者が負担感を感じることなく，楽しんで継続できることは，運動療法による効果を引き出すために欠かせないこととなるが，そのためには適度なペースで運動療法を続けることが必要となる．慢性疼痛患者のなかには，治療への過度な期待や依存心から，極端な行動に走るものも少なくない．過度な運動は慢性疼痛患者にとって害となる可能性を考慮し，医療者は適度な運動を適当なペースで続けることを指導する必要がある．認知行動療法に基づくペーシングこそ，運動療法を始めようとする患者に対し，医療者が提供すべきものである．

4) 評価による継続・レベルアップ

運動療法は慢性疼痛に対する数少ない能動的な治療である．そのため，患者の主体性低下により，運動療法の効果が十分に得られないこともある．医療者は患者の運動療法への主体性が低下しないよう，適度に介入することも必要である．具体的には，運動を実践できた患者に対して良い評価を与え，継続できた場合にはさらに良い評価を与えることも重要になる．継続により身体症状や運動機能の改善が見られた際には，患者のレベルに合わせて徐々に提案する運動の内容をレベルアップさせていくことも大切である．

慢性疼痛への運動療法において欠かせないこと

運動療法により，慢性疼痛の改善を目指すにあたっては，患者の主体性が欠かせない．しかし，患者ひとりの力のみで長引く疼痛を克服することは困難であるため，周囲の人々（家族や同僚など）を巻き込んでの対応が必要となるケースも多い．ここでは，慢性疼痛の運動療法を巡り，患者を取り巻く環境に対して求められることを挙げる．

1 慢性疼痛と運動療法への周囲の理解

慢性的な痛みを訴える患者には，周囲の多くが「無理をしないように」と過保護に接するケースが多い．しかし，痛みを訴えることによる負担の軽減などの報酬が得られる状況では，患者自身の痛み克服への意欲が低下する可能性がある．周囲の人々は患者の痛みと

辛い気持ちに寄り添いながら，甘やかしすぎることなく対応することが必要となる．

慢性疼痛患者が運動療法を実践するにあたっては，周囲の人々が理解し，励ますことが重要である．時には家族が一緒に実践するなどして，運動療法の継続をサポートすることもよい方法である．家族や友人の無理解は時に運動療法の実践に対して大きな障害となることを理解し，患者のみならず周囲の人々に対しても慢性疼痛と運動療法についての知識を身につけさせることが大切である．

2 運動療法に頼りすぎない学際的施策

運動療法が慢性疼痛の改善に効果を持つことは，これまで多くのデータが立証している．しかし，すべての疼痛が運動療法によって克服されるというものではない．慢性疼痛を克服するためには，痛みの病態をそれぞれの専門性の観点から多面的に評価し，治療することが重要となる．

おわりに

器質的な損傷が見られない，あるいは損傷部が完治しているにも関わらず，長く痛みが続く慢性疼痛に対しては，運動療法が一定の効果をあげることができる．慢性疼痛では痛みの原因追求に走り過ぎることなく，運動療法といった患者の主体性を引き出す治療に切り替えることで，痛みを改善できる可能性がある．慢性疼痛に対する能動的治療の主たるものである運動療法は，患者による主体的な取り組みが必要である．同時に，患者の取り組みを支える周囲の人々の関与も欠かせない．

文献

1) 服部政治，竹島直純，木村　信，ほか：日本における慢性疼痛を保有する患者に関する大規模調査．ペインクリニック 25：1541-1551, 2004.

2) 松平　浩，竹下克志，久野木順一，ほか：日本における慢性疼痛の実態．ペインクリニック 32：1345-1356, 2011.

3) Nakamura M, Nishiwaki Y, Ushida T, et al.：Prevalence and chraracteristics of chronic musculoskeletal pain in Japan. J Orthop Sci 16：424-432, 2011.

4) 矢吹省司，牛田享宏，竹下克志ほか：日本における慢性疼痛保有者の実態調査．Pain in Japan 2010より．臨整外 47：127-134, 2012.

5) Fairbank J, Frost H, Wilson-MacDonald J, Yu LM, Barker K, Collins R：Randomised controlled trial to compare surgical stabilization of the lumbar spine with an intensive rehabilitation programme for patients with chronic low back pain：the MRC spine stabilization trial. BMJ 330 (7502)：1233, 2005.

6) Mayer J, Mooney V, Dagenais S：Evidence-informed management of chronic low bach pain with lumber extensor strengthening exercises. Spine J：8：96-113, 2008.

7) Chou R, Huffman LH：Nonpharmacologic therapies for acute and chronic low back pain：a review of the evidence for an American Pain Society/American College of Physicians clinical practice guideline. Ann Intern Med 147：492-504, 2007.

8) Wai EK, Rodriguez S, Dagenais S, Hall H：Evidence-informed management of chronic low back pain with physical activity, smoking cessation, and weight loss. Spine J：8：195-202, 2008.

9) Shirado O, Doi T, Akai M, Hoshino Y, Fujino K, Hayashi K, Marui E, Iwaya T：Multicenter randomized controlled trial to evaluate the effect of home-based exercise on patients with chronic low back pain. The Japan low back pain exercise therapy study. Spine 35：E811-E819, 2010.

10) Liddle SD, Baxter GD, Gracey JH：Exercise and chronic low back pain：that works? Pain 107：176-190, 2004.

2章
2 整形外科領域における
疼痛研究の現状と展望

Present and Future of the Study of Pain in the Orthopaedic Field.

札幌医科大学医学部整形外科学講座 **山下敏彦**

はじめに

　最近の疫学調査によると，日本人成人の約23％が慢性疼痛を有している[1]．痛みの部位としては，腰部を筆頭に肩，膝，頸部などの「運動器」が圧倒的に多い．したがって運動器診療を担う整形外科は，痛みの診療科としての役割も担っていると言える．かつては整形外科診療の主眼は骨・関節・脊柱の再建や矯正に置かれていたが，近年は患者の痛みの軽減・解消，ひいては生活の質（QOL：Quality of Life）の改善に力が注がれるようになっている．

　このような状況を背景に，近年整形外科領域においても疼痛に関連する基礎的・臨床的研究が活発に行われている．2004年には，整形外科の疼痛研究者有志が中心となり，研究発表，情報交換，共同研究等を目的とした「整形外科痛みを語る会」が立ち上がった．2008年には，多診療科・多職種にまたがる集学的研究会として「日本運動器疼痛研究会」が発足し，2011年からは「日本運動器疼痛学会」に発展している．

　本稿では，我が国の整形外科領域における，疼痛に関連する研究の現状と課題，今後の展望について述べる．

運動器疼痛の病態に関する研究

1 脊椎由来の痛み

1) 腰痛

　腰痛は国民の有する最も頻度の高い愁訴であるが，その病態はまだ十分に解明されていない．画像等の種々の検査によっても原因の特定できない腰痛は，「非特異的腰痛」と呼ばれ，腰痛全体の85％を占めるとされる[2]．非特異的腰痛はしばしば「原因不明の腰痛」と称され，患者に無用な心配や不安を与えがちであることから，近年，腰痛のより詳細かつ的確な原因特定を行う必要性が強調されている．

　基礎的研究としては，電気生理学的あるいは免疫組織化学的アプローチ等により，腰痛の発生源や痛覚伝達物質を同定する研究が行われてきた．最近では，詳細な身体診察や診断的神経ブロックにより，85％とされる非特異的腰痛をさらに詳細に診断・分類する臨床研究が行われており，"原因が特定できない"腰痛は全体の概ね20％程度であるという結果が報告されている[3]．

　今後は，炎症部位・病変部位を描出できるdeprenyl-PETやsuperparamagnetic iron oxide（SPIO）MRIなどの新しい画像診断法の応用により，より的確な腰痛の診断が可能となることが期待される．

2) 神経根性疼痛，脊髄性疼痛

　脊椎疾患の多くの症例では，神経根性ある

いは脊髄性の痛みやしびれ感を伴う．日本脊椎脊髄病学会の学会主導研究によれば，脊椎疾患に関連する慢性疼痛患者のうち53.3％が，神経根性・脊髄性疼痛を含む神経障害性疼痛であった[4]．

神経根性疼痛のメカニズムについては，神経根の機械的圧迫や炎症性サイトカイン（IL-6，IL-1β，TNF-α，NGFなど）による疼痛発生メカニズムが明らかにされている[5]．一方，脊髄障害に伴う発痛機序としては，後角シナプスの感作や求心路遮断性メカニズム，グリア細胞の活性化などが考えられているが，まだ十分に解明されているとは言えない[6]．脊髄損傷後疼痛や後縦靭帯骨化症等に伴う圧迫性脊髄病変による疼痛やしびれ感はしばしば難治性となることから，今後の病態解明が待たれる．

2 関節痛

脊椎疾患に関連する疼痛研究に比較して，関節痛の病態に焦点をあてた研究は少ないと言える．

加齢モデル，靭帯損傷モデル，モノヨード酢酸誘発関節炎（MIA：monoiodoacetate-induced model of osteoarthritis）モデルなどの関節症モデルを用いて，変性・炎症に伴う発痛・侵害受容メカニズムに関して分子レベルでの解析が行われている[7]．しかし，関節の変性・変形の程度と痛みの発生や強度に必ずしも相関がないことなど，未解明の部分も多い．

臨床的には関節痛は身体動作や荷重に伴うことが多い．今後は，運動器の運動力学（kinematics）や生体力学（biomechanics）と疼痛メカニズムを結び付けた研究が必要だと思われる．

3 筋性疼痛

筋肉は身体の体積の大きな部分を占めているが，その痛みの病態や発痛メカニズムについては十分に解明されているとは言えない．

筋肉痛の動物モデルとしては，遅発性筋痛（DOMS：delayed onset muscle soreness）モデルなどがある[8]．また，筋および筋膜における侵害受容機構に関する電気生理学的研究も行われている[9]．今後，さらに筋肉痛に関する多角的な基礎・臨床研究が求められる．

一方，加齢による筋肉量の減少は「サルコペニア」と呼ばれ，ロコモティブシンドロームの重要な要素として注目されている[10]．サルコペニアと疼痛の関連についての研究も今後の課題である．

4 骨粗鬆症に伴う痛み

骨粗鬆症患者では，腰背部痛などの身体の痛みを高頻度に伴う．痛みの発生には，骨粗鬆症に伴う骨折やそれに続発する脊柱・関節の変形のほかに，骨粗鬆症の病態自体が関与していることが近年指摘されている．

骨吸収亢進状態における破骨細胞からの酸（H^+）発生や，IL-1，IL-6，TNF-αなどの炎症性サイトカインの産生促進により，骨組織内神経に存在するTRPV1，ASIC，P2Xなどの侵害受容体が刺激される（図1）[11, 12]．臨床的にも，ビスフォスフォネートなどの骨吸収抑制薬が疼痛を抑制することが示されている．一方，テリパラチドなどの骨形成促進薬にも疼痛抑制効果があり，そのメカニズムについてはさらなる研究が必要である．

運動器疼痛の診断に関する研究

疼痛の客観的評価法・診断法の確立は極めて重要かつ困難な課題である．運動器疼痛に関しても，画像診断（ペイン・イメージング）や疼痛マーカーに関する研究が行われている．

1 ペイン・イメージング

近年，fMRI（機能性核磁気共鳴画像診断装置：functional MRI），PET（陽電子放射

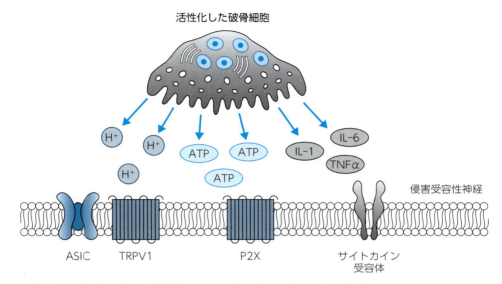

図1 破骨細胞活性化に伴う疼痛関連分子の産生亢進と侵害受容体の発現
骨吸収亢進状態では，骨組織内において活性化した破骨細胞からの疼痛関連分子の産生が増加する．これらの分子は受容体を介して侵害受容性神経を興奮させる．

(文献12より引用)

断層撮影：positron emission tomography），MRS（磁気共鳴分光法：MR spectroscopy），VBM（ボクセル単位携帯計測：voxel-based morphometry）などの機能的画像診断法を用いた脳内疼痛メカニズムの解析が盛んに行われている．慢性腰痛など慢性疼痛患者においては，脳の前頭前野，視床，島，後帯状回などの活動性が高まっていることが報告されている[13-15]．今後は，疼痛の有無，程度，性状を客観的に評価可能な画像診断法の開発が望まれる．

一方，MRI T2 mapping，T1ρ mapping（図2）やMRS（図3, 4）などの撮像法を用いた関節軟骨，椎間板，筋肉の変性を客観的に評価する試みが行われており，今後，疼痛と結びついた研究が期待される[16-18]．

2 疼痛バイオマーカー

疼痛を客観的に評価するためのバイオマーカーとしては，脳脊髄液内の一酸化窒素（NO）に関する研究[19]や，疼痛関連タンパクとしてのメタロチオネインに関するプロテオミクス研究[20]などがあるが，まだ臨床応用されるには至っていない．今後，さらなる血液・髄液・尿中の疼痛関連マーカーの検索・同定が進むことが望まれる．

3 神経障害性疼痛診断ツール

神経障害性疼痛診断のためのスコア・システムとして，「pain DETECT」や我が国で開発された「神経障害性疼痛診断ツール」が広く用いられている．これらは，主として帯状疱疹後神経痛や糖尿病性神経障害などを対象として作成されているため，運動器疾患に伴う神経障害，特に神経根症などには必ずしも適合しない面がある[21]．今後は，運動器疾患に伴う神経障害性疼痛をより的確に診断できるツールの開発が望まれる．

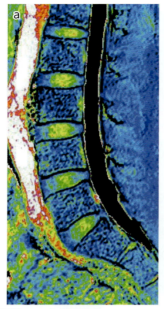 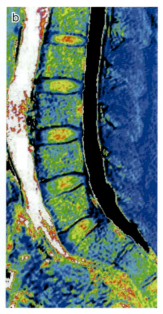

図2　腰椎fMRI矢状断面像
a：MRI T2mapping画像．椎間板の後方線維輪のT2値と腰痛との相関が報告されている[16]．
b：MRI T1 ρ mapping画像．椎間板T1 ρ値が腰痛の程度と相関があることが報告されている[17]．

運動器疼痛の治療に関する研究

1 薬物療法

かつて，運動器疼痛に対する薬物療法は非ステロイド抗炎症薬（NSAIDs）一辺倒であった．しかし，近年では，抗うつ薬，抗てんかん薬，オピオイドなど，新たな薬剤の運動器疼痛への適用が拡大し，治療の選択肢が広がったと言える．とはいえ，これらの薬剤は原疾患そのものにではなく，末梢・中枢神経系に作用するため，めまい・眠気・ふらつきなどの副作用出現が問題となる．今後は，関節の変性や疼痛などの病態自体を制御する薬剤（disease modifying OA drug）の開発・臨床応用が期待される．現状では，軟骨変性に関与するアグリカナーゼ（ADAMTS-4/5）やコラゲナーゼ（MMP-13）などのタンパク質分解酵素や，疼痛に関与するNGFやTRPV1などの分子を標的とした薬剤の開発が進められている[22]．

また，特にオピオイドについては，長期処方に伴う，乱用・中毒・違法取引などの医学的・社会的問題の発生に関して，多くの臨床データを収集し分析する必要がある．

2 理学療法

今日の運動器診療において，理学療法はきわめて重要な治療手段に位置づけられている．理学療法は，運動療法と物理療法からなるが，とくに運動療法の有効性が強調されている．運動療法による関節の可動域・脊柱アライメントの改善や筋力増強は疼痛の軽減に有効であるが，運動自体あるいは運動を継続することが脳内のドパミンシステムに影響し，鎮痛効果をもたらすことが指摘されている[23]．また運動療法は，筋収縮に伴うミオカ

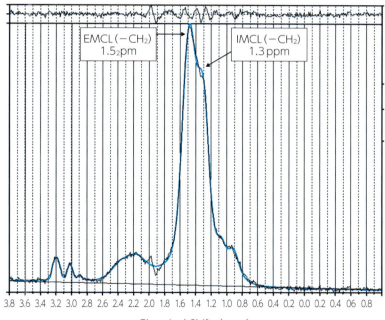

図3　腰部多裂筋のproton MRスペクトル
EMCL：筋細胞外脂肪，IMCL：筋細胞内脂肪

インの分泌やPGC1-αの発現を促し，全身的な抗炎症作用を発揮することも示唆されている[24]．今後は，疼痛患者に対する，より効果的な運動療法の方法や適応に関する研究が進むことが期待される．

一方，温熱療法や電気療法（刺激鎮痛法）などの物理療法による鎮痛機序は，まだ十分に明らかにされていない．物理療法は，経験的な有効性から実臨床では比較的広く行われているが，基礎的・臨床的研究に基づくエビデンスは構築されておらず今後の課題だと言える．

3 心理療法・集学的治療

慢性疼痛症例では，疼痛の遷延化に心理・社会的要因が関与している場合が多い．近年，運動器慢性疼痛は，画像を中心とした「形態学的異常」から，目に見えない機能障害も取り入れた「器質・機能障害」へと捉え方が変わってきている[25]．

慢性疼痛症例に対する心理療法として，「認知行動療法」の有用性が強調されている．しかし，その理念や実際については，まだ一般に十分理解されているとは言えない．認知行動療法とは本来，精神疾患の治療のための精神療法であるが，これをいかに運動器慢性疼痛診療に適用し，効率的に行うかに関する臨床研究が必要である．

難治症例に対しては，多診療科・多職種の協同・連携による集学的なアプローチが必要であることが叫ばれて久しい．現在，厚生労働科学研究活動の一環として，「痛みセンター連絡協議会」が設立され，全国に集学的痛みセンターを設置する動きが進んでいる．しかし，センターの要件の一つである，精神科医，臨床心理士などの精神・心理診療の専門家の確保が必ずしも容易でないことが課題で

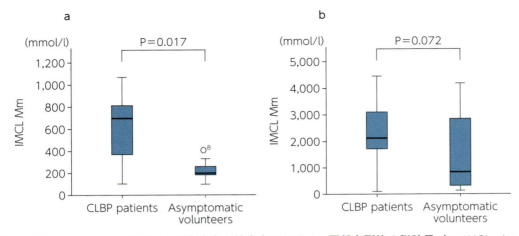

図4 MR spectroscopyを用いた腰痛患者と健常者における，腰部多裂筋の脂肪量（a：IMCL，b：EMCL）の比較
IMCLは腰痛群で有意に高値だが，EMCLは両群間に差はない．CLBP：慢性腰痛

（文献18より引用）

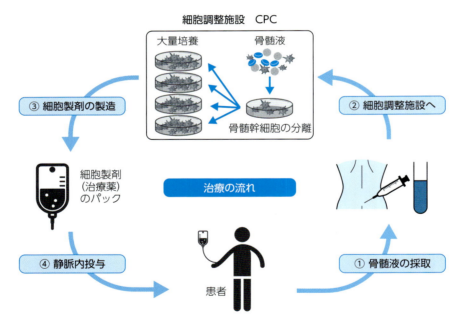

図5 自家骨髄間葉系幹細胞（MSC）による治療の概要
①脊髄損傷患者の腸骨から局所麻酔下で骨髄液を採取する，②細胞調製施設（CPC）にて目的の細胞を分離し，約2週間で約1万倍に培養する，③約1億個の細胞を40mLのバッグに封入し細胞製剤を製造する，④この細胞製剤を30分〜1時間かけて静脈内投与により移植する．

ある[26].

　また，現在のところ集学的治療に対する保険点数の適用はなく，一般病院における集学的治療の導入・普及の大きな障壁となっている．今後は，保険収載申請へ向けて，慢性疼痛に対する集学的治療の臨床研究データを集積し，その有効性に関するエビデンスを構築することが必要である．

❹ 再生医療の応用

　筆者らは現在，脊髄損傷患者に対する自家培養骨髄間葉系幹細胞（MSC：mesenchymal stem cell）の静脈内投与の医師主導治験を行っている[27].　治療方法の概要を図5に示す．これまでのところ，MSC移植を行った脊髄損傷患者において，良好な運動・感覚機能の回復が得られている．一方，患者の痛み（脊髄障害性疼痛）の程度もMSC投与により経時的に軽減することが認められている．諸家の報告でもMSCの疼痛軽減への有効性が示唆されている[28].　今後，MSC等を用いた神経再生医療の疼痛治療への応用が進むことが期待される．

おわりに

　運動器慢性疼痛に関しては，器質的要因のみならず脳機能や心理・社会的背景なども含めた，幅広い視野に立った基礎・臨床研究の推進が必要である．

　その一方で，関節や脊柱の運動学的側面や構築学的側面と「痛み」を結び付けた分析や，患者の詳細な身体診察に基づく「痛み」の考察など，いわば整形外科の「原点」を見失わない研究を進めていくことが望まれる．

参考文献

1) 松平浩，竹下克志，久野木順一，山崎隆志，原慶宏，山田浩司，高木安雄：日本における慢性疼痛の実態―Pain Associated Cross-sectional Epidemiological（PACE）survey 2009. JP―．ペインクリニック．2011, 32, 1345-1356.

2) Deyo RA, Weinstein JN：Low back pain. N. Engl. J. Med. 2001, 344, 363-370.

3) Suzuki H, Kanchiku T, Imajo Y, Yoshida Y, Nishida N, Taguchi T：Diagnosis and characters of non-specific low back pain in Japan：the Yamaguchi low back pain study. PLOS One. 2016, 11, e0160454.

4) Yamashita T, Takahashi K, Yonenobu K, Kikuchi S：Prevalence of neuropathic pain in cases with chronic pain related to spinal disorders. J. Orthop. Sci. 2014, 19, 15-21.

5) Kawakami M, Hashizume H, Nishi H, Matsumoto T, Tamaki T, Kuribayashi K：Comparison of neuropathic pain induced by the application of normal and mechanically compressed nucleus pulposus to lumbar nerve roots in the rat. J. Orthop. Res. 2003, 21, 535-539.

6) 内田研造，中嶋秀明，渡邉修司，馬場久敏，牛田享宏：脊髄障害性疼痛．整形外科．2012, 63, 722-726.

7) Thakur M, Rahman W, Hobbs C, Dickenson AH, Bennett DLH：Characterisation of a peripheral neuropathic component of the ray monoiodoacetate model of osteoarthritis. PLOS One. 2012, 7, e33730.

8) 水村和枝：筋性疼痛の最近の理解．Progress in Medicine. 2007, 27, 2098-2100.

9) Hoheisel U, Taguchi T, Treede RD, Mense S：Nociceptive input from the rat thoracolumbar fascia to lumbar dorsal horn neurones. Eur. J. Pain. 2011, 15, 810-815.

10) 酒井義人：サルコペニアと腰痛．整・災外. 2015, 58, 181-186.

11) Kanaya K, Iba K, Dohke T, Okazaki S, Yamashita T：TRPV1, ASICs and P2X2/3 expressed in bone cells simultaneously regulate bone metabolic markers in ovarectomized mice. L. Musculaselet Neuronal Interact. 2016, 16, 145-151.

12) 射場浩介，道家孝幸，金谷久美子，山下敏彦：脆弱性骨折例の疼痛発生機序と疼痛管理. MB Orthop. 2016, 29, 81-86.

13) Shimo K, Ueno T, Younger J, Nishihara M, Inoue S, Ikemoto T, Taniguchi S, Ushida T：Visualization of painful experiences believed to trigger the activation of affective and emotional brain regions in subjects with low back pain. PLOS One. 2011, 6, e26681.

14) Kobayashi Y, Kurata J, Sekiguchi M, Kokubun

M, Akaishizawa T, Chiba Y, Konno S, Kikuchi S：Aumumented cerebral activation by lumbar mechanical stimulus in chronic low back pain patients：an FMRI study. Spine. 2009, 22, 2431-2436.

15) Yabuki S, Konno S, Kikuchi S：Assessment of pain due to lumbar spine disease using MR spectroscopy；a preliminary report. J. Orthop. Sci. 2013, 18, 363-368.

16) Ogon I, Takebayashi T, Takashima H, Tanimoto K, Ida K, Yoshimoto M, Fujiwara H, Kubo T, Yamashita T：Analysis of chronic low back pain with magnetic resonance imaging T2 mapping of lumbar intervertebral disc. J. Orthop. Sci. 2015, 20, 295-301.

17) Blumenkrantz G, Zuo J, Ji X, Komak J, Link TM, Majumdar S：In vivo 3.0-tesla magnetic resonance T1ρ and T2 relaxation mapping in subjects with intervertebral disc degeneration and clinical symptoms. Magn, Reson. Med. 2010, 63, 1193-1200.

18) Takashima H, Takebayashi T, Ogon I, Yoshimoto M, Terashima Y, Imamura R, Yamashita T：Evaluation of intramyocellular and extramyocellular lipids in the paraspinal muscle in patients with chronic low back pain using MR spectroscopy：preliminary results. Br. J. Radiol. 2016, 89, 20160136.

19) Kimura S, Watanabe K, Yajiri Y, Uchiyama S, Hasegawa K, Shibuki K, Endo N：Cerebrospinal fluid nitric oxide metabolites are novel predictors of pain relief in degenerative lumbar diseases. Pain. 2001, 92, 363-371.

20) Oki G, Wada T, Iba K, Aiki H, Sasaki K, Imai S, Sohma H, Matsumoto K, Yamaguchi M, Fujimiya M, Yamashita T, Kokai Y：Metallo-

thionein deficiency in the injured peripheral nerves of complex regional pain syndrome as revealed by preteomics. Pain. 2012, 153, 532-539.

21) Orita S, Yamashita T, Ohtori S, Yonenobu K, Kawakami M, Taguchi T, Kikuchi S, Ushida T, Konno S, Nakamura M, Fujino K, Matsuda S, Yone K, Takahashi K：Prevalence and location of neuropathic pain in lumbar spinal disorders. Spine. 2016, 41, 1224-1231.

22) 澤地恭昇, 宮本泰典, 依藤麻紀子, 正岡利紀, 宍戸孝明, 山本謙吾：変形性関節症に対する薬物療法の展望. 整・災外. 2016, 59, 1181-1188.

23) 紺野慎一：ドパミンシステムと痛み. 臨整外. 2011, 46, 343-346.

24) 半場道子：運動器活動は慢性炎症を抑制する. 運動器のサイエンス 第6回 臨整外. 2014, 49, 808-810.

25) 菊地臣一：腰痛の病態・分類—新たな概念. 脊椎脊髄. 2012, 25, 228-234.

26) 新井健一, 大須賀友晃, 吉本隆彦, 末富勝敏, 大谷みゆき, 牛田享宏：集学的痛み治療センターの概要と将来展望. 整・災外. 2009, 52, 715-720.

27) 森田智慶, 竹林庸雄, 佐々木祐典, 岡真一, 本望修, 山下敏彦：自家骨髄間葉系幹細胞の静脈内投与による脊髄損傷治療—医師主導治験 Phase II—. 関節外科. 2015, 34, 501-506.

28) Siniscalco D, Giordano C, Galderisi U, Luongo L, de Novellis V, Rossi F, Maione S：Long-lasting effects of human mesenchymal stem cell systemic administration on pain-like behaviors, cellular, and biomolecular modifications in neuropathic mice. Front. Integr. Neurosci. 2011, 5, 79.

2章 3 麻酔科ペインクリニックの立場から

From the View Point of Anesthesiology and Pain Clinic

順天堂大学附属病院麻酔科学・ペインクリニック講座 **井関雅子**

ペインクリニックの診療概要

❶ ペインクリニックが携わる疼痛疾患

まず，麻酔科医の初期トレーニングとして，周術期や集中治療室（ICU/HCU）管理に伴う疼痛，検査時の疼痛の緩和に直面する．その後に経験するペインクリニックの診療では，種々の非がん疼痛疾患に加え，がんに起因する疼痛まで，対象となる患者群の幅が非常に広いことが特徴である[1]（表1）．さらに，神経疾患や膠原病，血流障害の難治化などから疼痛を併発する患者も対象となる．

❷ ペインクリニックの治療法

ペインクリニックで行う治療法には，薬物療法（表2），神経ブロックをはじめとするインターベンショナル治療がある．薬物療法に関しても，個々の患者に応じた細やかな調節を行う．さらに，非がん慢性痛に関しては，患者の痛みに対する認知の歪みの有無や，心理・社会的要因の大小，不動化（痛みのために疼痛部位を動かさないこと）の有無などを評価したうえで，従来の治療法を選択する他に，必要に応じて，認知（行動）療法や理学療法を優先して組み入れる．その際には，さまざまな医療専門職や他科の医師とのカンファレンスや連携を行って治療に当たることが有用である．

ペインクリニック医の役割

❶ 痛みの交通整理

ペインクリニックでは診療対象となる疾患の幅が広いため，①ペインクリニック単独の治療が適応，②チーム医療が適応（認知行動療法や運動療法など），③他科で原疾患の治療や手術が適応（併診を含め）など，受診した患者の痛みを評価して治療法の整理を行う．また，診断に際しては，潜在している腫瘍や炎症，感染性疾患の有無を確認することが必要とされる．

❷ マルチモーダル治療

薬物療法とインターベンショナル治療は相反する治療ではなく，両者の組み合わせにより，治療効果が相乗・相加される場合や，相互の副作用が軽減される場合もある．両者の長所と短所を知っているペインクリニック医が，その組み合わせを考慮する役割を担っている．

また，運動器疾患や術後痛には，不動化を回避し理学療法を開始または継続させる目的で，薬物療法やインターベンショナル治療を併用することも有用である．

❸ ガイドラインなどの作成

がんと非がんの両者に対するインターベンショナル治療や，非がん慢性痛に対するオピオイド鎮痛薬，神経障害性疼痛やがん疼痛の治療ガイドラインを作成することは，医療界や社会の秩序を守り，適切な疼痛緩和を推進

表1 ペインクリニックで治療する主な疼痛疾患

分類	疾患名
帯状疱疹と帯状疱疹関連痛	帯状疱疹　帯状疱疹後神経痛
神経障害性疼痛	末梢神経損傷後疼痛（手術後も含む）　有痛性糖尿病性神経障害　絞扼性神経障害　脳卒中後疼痛　脊髄障害性疼痛　幻肢痛　腕神経叢引抜き損傷後疼痛
複合性局所疼痛症候群	
筋筋膜性疼痛症候群	
がん性疼痛	
顔面・頭部の疾患・痛み	片頭痛　群発頭痛　緊張型頭痛　三叉神経痛　非定型顔面痛　翼口蓋神経痛　顎関節症　口腔内灼熱症候群　上喉頭神経痛　Tolosa-Hunt症候群　側頭動脈炎痛　特発性後頭神経痛　大後頭神経三叉神経痛　脊髄くも膜下麻酔後頭痛　舌咽神経痛
胸部・腹部の疾患・痛み	特発性肋間神経痛　慢性膵炎　会陰部痛
脊椎疾患	頸椎：椎間板ヘルニア／神経根症／脊髄症／後縦靱帯骨化症／椎間関節症 胸椎：椎間板ヘルニア 腰椎：椎間板ヘルニア／脊柱管狭窄／変形性腰椎症／分離すべり症／椎間関節症／椎間板性腰痛 仙腸関節症　尾骨痛　骨粗鬆症
頸・肩・腕部の疾患・痛み	外傷性頸部症候群　頸腕症候群　肩関節周囲炎　胸郭出口症候群　腕神経叢ニューロパチー（神経痛性筋萎縮症）　テニス肘
四肢血行障害	閉塞性血栓血管炎　閉塞性動脈硬化症　レイノー症候群
下肢の疾患・痛み	坐骨神経痛　変形性膝関節症　痛む脚と動く足趾症候群　梨状筋症候群
脳脊髄圧減少症	
線維筋痛症	

（日本ペインクリニック学会治療指針検討委員会編　日本ペインクリニック学会治療指針改訂第5版　真興交易医書出版部 2016. 目次より記載疼痛疾患を抜粋）

するために重要である．

慢性疼痛に対するインターベンショナル治療

1 インターベンショナル治療の適応

　神経ブロックをはじめとするインターベンショナル治療は，区域麻酔を応用した手技，かつ治療法であり，限局した部位の疼痛緩和に有用である．しかし，疼痛治療に役立てるには，ペインクリニックでの幅広い臨床経験と中立的な視点が必要となる．なお，全身状態の把握は必須であり，併発症や服用薬をチェックして，インターベンショナル治療に

より得られるメリットとリスクを考慮したうえでその適応を決定する．

　適応となる病態は，①急性痛，②慢性疼痛の急性増悪，③原因が明らかな持続痛（慢性疼痛），④がん疼痛—である．

　代表的な例として，急性痛では急性神経根症，圧迫骨折，帯状疱疹痛，術後痛などがあり，薬物療法で十分な疼痛緩和が得られない場合に，一定期間インターベンショナル治療を用い，痛みの強さを軽減することで，日常生活動作や生活の質の向上を目指す．慢性疼痛の急性増悪では，脊椎疾患による神経根症の増悪や下肢血行障害の急性増悪，三叉神経痛の急性増悪などがある．一方で原因が明ら

かな持続痛（慢性疼痛）には運動器疾患を含めてさまざまな疾患が含まれるが，適応外の慢性疼痛には，①中枢神経系の機能変化・異常，②心理・社会的要因の関与により，抑うつ，不安障害，破局的思考，疼痛行動が強いもの—がある[2]．このような患者は，インターベンショナル治療の適応がないばかりではなく，オピオイド鎮痛薬の適応も低い患者群である．

2 インターベンショナル治療の位置づけ（図1）

前述の①急性痛，②慢性疼痛の急性増悪，③原因が明らかな持続痛（慢性疼痛），④がん疼痛—で病態別に位置づけは異なる．①②④に関しては，薬物療法で効果不十分，または薬物療法の副作用が強い場合にインターベンショナル治療を行い，一般的には薬物療法が先行する位置づけとなる．③に関しては，患者ができる除痛法や運動療法をベースとしたうえで，必要に応じて，薬物療法との併用または，薬物療法を行ったうえでの検討が，通常の位置づけとなる．その際に1か月に1回など継続が必要なインターベンショナル治療においては，薬物の減量，日常生活動作や生活の質の改善など，具体的な成果につながっている場合に限定される．また，慢性疼痛の治療では，痛みに対する対応能力を高めていく指導が優先されるため，そのなかでもインターベンショナル治療も利用することが，患者の健康利益につながると判断した場合には，使用を検討する．インターベンショナル治療の利点と制約を表3に示す．

表2　ペインクリニックにおける薬物療法

非ステロイド性抗炎症薬
アセトアミノフェン
オピオイド鎮痛薬
プレガバリン・ガバペンチン
その他の抗てんかん薬
抗うつ薬：三環系抗うつ薬　四環系抗うつ薬　セロトニン選択的再吸収阻害薬（SSRI）　セロトニン・ノルアドレナリン選択的再吸収阻害薬（SNRI）その他に分類される抗うつ薬
ケタミン
プロスタグランディン製剤
リドカイン
片頭痛の治療薬（急性期の治療薬/予防薬）
ワクシニアウイルス接種家兎炎症皮膚抽出液
筋弛緩薬
抗不安薬

（日本ペインクリニック学会治療指針検討委員会編　日本ペインクリニック学会治療指針改訂第5版　真興交易医書出版部　2016．目次より記載疼痛疾患を抜粋）

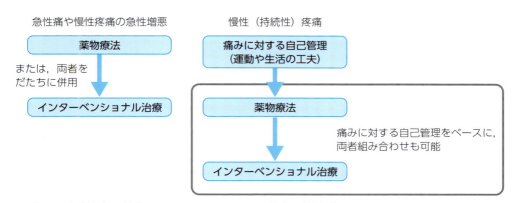

図1　非がん疼痛治療に対するインターベンショナル治療の位置づけ

❸ インターベンショナル治療の実際

　痛みのインターベンショナル治療ではさまざまな方法が確立されており，医療機器を使用しないランドマーク法と，超音波下法，透視下法，CTガイド法など医療機器を使用して行う方法がある．むろん，循環動態の把握や蘇生が可能な環境下で行う．神経ブロック治療は，①知覚神経ブロック，②交感神経ブロックに2分される．知覚神経ブロックに関しては運動神経も同時に遮断されるものが多く含まれており，まずは，診断と治療の両面から局所麻酔薬を使用したブロックを行う．一方で，継続した効果が必要な場合には，三叉神経や頸・胸・腰椎の後枝内側枝，仙腸関節外側枝，肋間神経，胸部神経根に対しては，高周波熱凝固治療が適応となる．頸部や腰部の神経根に対しては，持続した神経遮断は運動機能を損なうため熱凝固は不適切であり，刺激だけを与えるパルス療法を行うことがある．

　交感神経ブロックにおいては，胸部，腰部交感神経節では主に血流障害改善のために，局所麻酔薬に加えて神経破壊薬を注入または高周波熱凝固を行う方法がある．腹腔神経叢，下腸間膜動脈神経叢，上下腹神経叢，不対神経節に関しては，主に継続したがん疼痛緩和を目的として，神経破壊薬であるフェノールやアルコールを使用することがある．

　硬膜外ブロックでは，局所麻酔薬の濃度を変化させることにより，交感神経，知覚神経，運動神経遮断を選択的に行うことが可能であり，カテーテル留置による持続注入法では，継続した鎮痛を得ることができる．長期間の留置においては，薬剤注入アクセルなどを用いて埋め込む方法があるが，我が国では，くも膜下鎮痛も同様に，がん疼痛に対して施行されている．なお，脊椎疾患の一部において，薬物や一般的な神経ブロックでの持続的な除痛効果が不十分な場合には，脊柱管内治療などの検討を行う．一方で，脊髄刺激療法は，運動器疼痛疾患以外にも，幅広い適応がある（表6）．

　インターベンショナル治療の臨床研究は，エビデンスの高い研究は少ない．人道上もランダム化比較試験（RCT：Randomized Controlled Trial）を行いにくい治療法であり，個々に対して手技を施行する必要があるため，薬物療法と同様のサンプル数を集めることも難しい．日本ペインクリニック学会インターベンショナル治療のガイドラインでは，これまでの国内外の文献から得られたエビデンスレベルも参考にしながら，臨床家の意見も加え，推奨度を「A：行うように強く推奨」，「B：行うように推奨」，「C：行うことを考慮してもよい」，「I：委員会の審議基準を満たすエビデンスがない，あるいは複数のエビデンスがあるが結論が一様ではない」，として決定している．推奨度Iは，施行すべきではない手技ではなく，我が国ではあまり導入されていないものも含まれている．CQ（Clinical Question）方式でのガイドラインであるため（表4〜7），全疾患を網羅してはいないが，全体の傾向を把握することが可能である[3]．

　一方で，本ガイドラインは慢性疼痛には特化しておらず，慢性疼痛に限定すれば，さらに適応は絞られる．脊椎疾患に起因する痛み

表3　インターベンショナル治療の利点と制約

利点	● 限局した部位の疼痛緩和に有用 ● 診断と治療に利用可能 ● 他の疼痛緩和法と併用が可能 ● 薬物療法で憂慮される臓器障害，中枢神経機能・活動への影響が，発生しない ● 神経破壊薬や高周波熱凝固治療では，長期間の除痛が可能
制約	● 手技の取得が必要 ● 医療機器や環境が必要 ● 抗血栓・凝固療法中や易感染性，全身状態不良時には，施行可能な手技が限られる ● 合併症は皆無ではない

表4　インターベンショナル治療：神経ブロックの推奨度

治療名	CQ方式：疾患や病態	推奨
経椎弓間硬膜外ブロック	帯状疱疹急性痛	A
	腰椎椎間板ヘルニアの神経根症　頸部神経根症	B
	脊柱管狭窄の神経根症　神経根症のない腰痛	C
	帯状疱疹後神経痛	I
仙骨硬膜外ブロック	腰下肢痛　腰部神経根症	B
神経根ブロック	腰部神経根症　頸部神経根症	B
経椎間孔ブロック	腰部神経根症	B
	頸部神経根症	I
後枝内側枝・椎間関節ブロック	椎間関節由来の頸部，背部，腰痛	B
仙腸関節外側枝・関節ブロック	仙腸関節痛	C
星状神経節ブロック	CRPS1　顔面帯状疱疹急性痛　乳癌ホットフラッシュ	B
腕神経叢ブロック	頸部痛　頸部神経根症　頸椎由来上肢痛	B
椎間板注入・ブロック	椎間板性腰痛	B
	椎間板性頸部痛	I
腰部交感神経ブロック	脊柱管狭窄症の馬尾症状	C
	下肢末梢神経障害	I
大腰筋筋溝ブロック	腰殿部痛　下肢痛	B
腹腔神経叢ブロック	膵癌	A
	内臓癌　膵炎	B
不対神経節ブロック	会陰部痛	C
後頭神経ブロック	後頭神経痛　頸性頭痛	B
肩甲上神経ブロック	凍結型　肩関節周囲炎	B
肋間神経ブロック	胸部慢性疼痛	I
胸部交感神経ブロック	上肢血流障害	I
胸部傍脊椎神経ブロック	開胸術後疼痛	B
くも膜下鎮痛法	難治性非がん疼痛	I

（日本ペインクリニック学会インターベンショナル痛み治療ガイドライン作成チーム編．インターベンショナル痛み治療ガイドライン．真興交易医書出版部. 1-112, 2014.）

に関しては，欧米においても，神経根症の痛みに対する腰部硬膜外ブロックのステロイド注入の治療有効性は評価されており，椎間関節ブロックや仙腸関節ブロックは，診断目的でのエビデンスは高い[4-6]．当科で腰椎椎間板ヘルニアの3か月以内の神経根症に対する

硬膜外ブロックの治療効果の差について調査した研究では，予後不良因子は，初診時の潜在不安や知覚障害，運動障害であった[7]．脊柱管狭窄症に対する腰部交感神経ブロックの治療効果は，馬尾型で歩行距離の改善には有意差を得たが，著明な改善ではなかった[8]．

表5 インターベンショナル治療：高周波熱凝固（RF）・パルス（PRF）推奨度

治療名	CQ方式：疾患や病態	推奨
後枝内側枝　RF	頸椎関節由来背部痛	B
	胸椎関節由来背部痛	C
	腰椎関節由来腰殿部痛	B
後枝外側枝　RF	仙腸関節由来の腰殿部痛	C
三叉神経（節）RF	三叉神経痛	B
眼窩上神経　RF	三叉神経痛1枝	C
眼窩下神経　RF	三叉神経痛2枝	C
三叉神経ガッセル神経節　PRF	三叉神経痛	I
神経根　PRF	頸部・腰部神経根症	C
	帯状疱疹後神経痛	I
後枝内側枝　PRF	頸椎関節由来背部痛	C
	腰椎椎関節由来背部痛	C
後枝外側枝　PRF	仙腸関節由来の腰殿部痛	C

（日本ペインクリニック学会インターベンショナル痛み治療ガイドライン作成チーム編．インターベンショナル痛み治療ガイドライン．真興交易医書出版部．1-112, 2014.）

表6 インターベンショナル治療：脊髄刺激療法推奨度

CQ方式：疾患や病態	推奨
腕引抜き損傷	I
中枢性脳卒中後痛	C
腰椎手術後症候群（FBSS）	B
多発性硬化症	C
頸椎術後の頸部痛・上肢痛	I
脊髄損傷後痛	C
狭心症	I
末梢血流障害	B
複合性局所疼痛症候群CRPS1	C
複合性局所疼痛症候群CRPS2	I
帯状疱疹後神経痛	I

（日本ペインクリニック学会インターベンショナル痛み治療ガイドライン作成チーム編．インターベンショナル痛み治療ガイドライン．真興交易医書出版部．1-112, 2014.）

表7 インターベンショナル治療：その他の治療推奨度

治療名	CQ方式：疾患や病態	推奨
スプリングコイルカテーテルによる硬膜外神経形成　神経剥離	硬膜外癒着による腰下肢痛	C
エピドラスコピー	難治性慢性腰痛	C
経皮的髄核摘出術	腰椎椎間板ヘルニアの腰下肢痛	B
椎間板内高周波熱凝固IDET	椎間板性腰痛	C
椎間板内パルス高周波法　PRF	椎間板性腰痛	C

（日本ペインクリニック学会インターベンショナル痛み治療ガイドライン作成チーム編．インターベンショナル痛み治療ガイドライン．真興交易医書出版部．1-112, 2014.）

　近年では，慢性疼痛に対するインターベンショナル治療を確実かつ安全に行う1方法として，超音波エコー装置の活用に関する文献が散見され[9, 10]，医師に対するトレーニングの普及も必要とされている[11]．しかし今後は，総合的な観点から，慢性疼痛の緩和に対する妥当性を検証していく必要がある．

参考文献

1）日本ペインクリニック学会治療指針検討委員会編：ペインクリニック治療指針．改訂版第5版．真興交易 医書出版部．2016，目次．

2）福井聖：痛みのインターベンショナル治療．痛みの集学的診療：痛みのコアカリキュラム．真興交易 医書出版部．2016，132-144.

3）日本ペインクリニック学会インターベンショナル痛み治療ガイドライン作成チーム編：インターベンショナル痛み治療ガイドライン．真興交易 医書出版部．2014，1-112.

4）Manchikanti L, Abdi S, Atluri S, Benyamin RM, Boswell MV, Buenaventura RM, Bryce

DA, Burks PA, Caraway DL, Calodney AK, Cash KA, Christo PJ, Cohen SP, Colson J, Conn A, Cordner H, Coubarous S, Datta S, Deer TR, Diwan S, Falco FJ, Fellows B, Geffert S, Grider JS, Gupta S, Hameed H, Hameed M, Hansen H, Helm S 2nd, Janata JW, Justiz R, Kaye AD, Lee M, Manchikanti KN, McManus CD, Onyewu O, Parr AT, Patel VB, Racz GB, Sehgal N, Sharma ML, Simopoulos TT, Singh, V, Smith HS, Snook LT, Swicegood JR, Vallejo R, Ward SP, Wargo BW, Zhu J, Hirsch JA : An update of comprehensive evidence-based guidelines for interventional techniques in chronic spinal pain. Part II : guidance and recommendations. Pain Physician. 2013, 2, S49-283.

5) Boswell MV, Trescot AM, Datta S, Schultz DM, Hansen HC, Abdi S, Sehgal N, Shah RV, Singh V, Benyamin RM, Patel VB, Buenaventura RM, Colson JD, Cordner HJ, Epter RS, Jasper JF, Dunbar EE, Atluri SL, Bowman RC, Deer TR, Swicegood JR, Staats PS, Smith HS, Burton AW, Kloth DS, Giordano J, Manchikanti L : American Society of Interventional Pain Physicians. Interventional techniques : evidence-based practice guidelines in the management of chronic spinal pain. Pain Physician. 2007, 10, 7-111.

6) American Society of Anesthesiologists Task Force on Chronic Pain Management. Practice Guidelines for Chronic Pain Management : An Updated Report by the American Society of Anesthesiologists Task Force on Chronic Pain Management and the American Society of Regional Anesthesia and Pain Medicine. Anesthesiology. 2010, 112, 810-833.

7) Morita Y, Iseki M, Ifuku M, Komatsu S, Okuda Y, Yonezawa I, Dohi T, Inada E : Risk factors for persistent pain and disability in acute to subacute sciatica causedby lumbar disk herniation after epidural injections. Juntendo Medical Journal. 2012, 58, 231-237.

8) Ifuku M, Iseki M, Hasegawa R, Morita Y, Komatsu S, Inada E : The efficacy of lumbar sympathetic nerve block for neurogenic intermittent claudication in lumbar spinal stenosis. Indian J. Pain. 2013, 27, 159-164.

9) Korbe S, Udoji EN, Ness TJ, Udoji MA : Ultrasound-guided interventional procedures for chronic pain management. Pain Manag. 2015, 5, 465-482.

10) Asaad BO, Reinsel RA, DeVeaux E, Moten E, Durkin B : A survey on teaching ultrasound-guided chronic pain procedures in pain medicine fellowship programs. Pain Physician. 2014, 17, 681-689.

11) Gofeld M : Ultrasonography in Pain Medicine : Opening the Third Eye. Pain : Clinical Updates. 2012, 4, 1-7.

慢性疼痛のリハビリテーションと理学療法

Rehabilitation and physical therapy for chronic pain

日本福祉大学健康科学部リハビリテーション学科 **松原貴子**

はじめに

慢性疼痛を有する人の割合は，欧米諸国では約23～25％，我が国では直近のNakamuraらによる大規模疫学調査（2011年）[4]で18歳以上の国民の15.4％にのぼり，極めて高いといえる．また，そのうちの半数以上が無治療であり，一方，受診者のうち22％が薬物療法，16％が理学療法を受け，治療満足度は極めて低い状況が明らかにされた．これは，医療者の慢性疼痛に関する理解不足と不適切な治療の供与が一因にあるものと推察される．

慢性疼痛は「Pain without apparent biological value that has persisted beyond the normal tissue healing time（usually taken to be 3 months）：通常の組織治癒期間（通常3か月）を越えて持続する生物学的意義のない痛み」と定義づけられている．

すなわち，損傷が治癒した後にも残存する，または特別なイベントがなくても発症する，といった因果関係が明らかでない痛みが慢性疼痛である．また，慢性疼痛は情動や認知，社会的な因子によって修飾を受けやすく，痛みの多面性のうち，とりわけ情動・認知的側面を色濃く反映した病態といえる．「Decade of Pain Control and Research 痛みの10年」宣言（米国議会，2001～2010年）は世界の慢性疼痛研究・医療の進歩にエポックをもたらした．このメディカルサイエンス振興策に伴い，欧米各国の慢性疼痛医療は生物医学的モデルから生物心理社会的モデルへとパラダイムシフトが起きた．現在，我が国においても慢性疼痛医療領域に大きな変革がもたらされようとしている．慢性疼痛医療のパラダイムチェンジの柱は，治療ターゲットの変化と集学的チーム医療の推進である．

慢性疼痛治療のアルゴリズム

慢性疼痛の代表例である慢性腰痛や慢性膝変形性関節症（OA：Osteoarthritis）痛に関する最新のガイドラインやシステマティックレビュー[5-12]を概観すると，慢性疼痛の治療はまず非薬物療法，すなわち教育や認知行動療法（CBT：cognitive behavioral therapy）に基づく運動療法を試すことが推奨されている．第一選択治療として患者教育や運動療法などが掲げられ，それでも難しい場合に第二選択治療として薬物療法やセラピストによる補助的・他動的治療を「追加」し，最終段階で第三選択治療として手術やインターベンショナル治療の「追加」を検討することとなっている（図1）[7-9]．

すなわち，運動療法を中心としたリハビリテーション（リハ）はすべての慢性疼痛患者にとって治療の初期から終了時まで継続する必要がある．その一方，手術にまで至る症例は極々わずかということになる．ただ，最新のコクランレビュー[5,6]等を参照しても，運動療法は慢性疼痛に対する第一選択治療とし

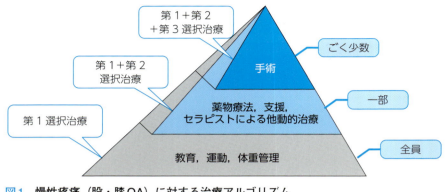

図1 慢性疼痛（股・膝OA）に対する治療アルゴリズム

(文献8より引用改変)

て推奨され続けているが，"ただ運動する"というだけでは効果が少なく，教育や心理療法との組み合わせが重要視されるようになってきている．

慢性疼痛リハのグローバルスタンダード

10年前に発表された慢性腰痛診療ガイドライン（2007年，米国内科学会・米国疼痛学会，表1）[10]）のリハ関連治療法については，慢性疼痛全般に適応できる示唆に富んだ内容となっている．当時，慢性疼痛リハの主流は，運動療法，認知行動療法（CBT），集学的リハなど，身体的アプローチに加えて精神心理社会的アプローチが推奨され始めていた．これらの治療法に共通するコンセプトは，患者の主体的かつ能動的な運動・行動を促進することであり，かつ，アクティビティ・ペーシング（活動することと休息することのペース配分）を学習させる行動医学的・教育的視点が含まれることである．

これらの慢性疼痛リハは，身体機能や炎症・関連所見，日常生活活動（ADL：activity of daily living）の改善のほか，睡眠や疲労感，抑うつ・不安や気分など痛みの情動や認知の好転，自己効力感や対処能力の強化をもたらし，QOLを向上する[11]．しかしながら，痛みが相対的に軽減したり，痛みの捉え方が変化して痛みが気にならなくなるといった痛みそのものに対する効果については一定の見解が得られていなかった．

それから10年が経過し，今年に入ってリハガイドライン（表1）の改訂版（2017年，米国内科学会，表2）[12]）が発表された．同時に発表されたChouらによる改訂版レビュー[13]には，検証に限界はあるものの，より厳格な基準に基づいて検証した結果が示され，慢性疼痛リハに関するガイドラインがこの10年で大きく様変わりしたことがわかる．最も大きな変化は，一般的な運動療法単独の効果が少なく，加えてさまざまな心理療法が推奨されるようになり，総じて運動療法に教育や心理療法を組み合わせたアプローチが重要視されていることである．

慢性腰痛に対しては，運動療法のほかモーターコントロールエクササイズや太極拳（Tai chi），ヨガが推奨され，また，心理療法では認知行動療法や集学的リハに加え，第三世代の認知行動療法ともいわれるマインドフルネス，さらにバイオフィードバックやリラクセーションなどストレス低減法が推奨されて

表1　慢性疼痛（慢性腰痛）に対するリハガイドライン（2007）

介入	エビデンスレベル	純効果	推奨グレード
運動療法	Good	Moderate	B（推奨）
集学的リハビリテーション	Good	Moderate	B（推奨）
認知行動療法	Good	Moderate	B（推奨）
脊椎マニピュレーション	Good	Moderate	B（推奨）
短期間の個別教育	Fair	Moderate	B（推奨）
マッサージ	Fair	Moderate	B（推奨）
ヨガ	Fair	Moderate	B（推奨）
腰痛教室	Fair	Small	C（推奨しない）
牽引	Fair	効果なし	C（推奨しない）
バイオフィードバック（筋緊張抑制）	Poor	判定不可	I（エビデンス不十分）
TENS	Poor	判定不可	I（エビデンス不十分）
干渉波	Poor	判定不可	I（エビデンス不十分）
低出力レーザー	Poor	判定不可	I（エビデンス不十分）
短波ジアテルミー	Poor	判定不可	I（エビデンス不十分）
超音波	Poor	判定不可	I（エビデンス不十分）
腰椎支持	Poor	判定不可	I（エビデンス不十分）

（文献10より引用改変）

いる．一般的な運動療法は現在も継続して推奨されているが，運動種類による効果に差はないものの，単独では就労障害の軽減（復職）には有効である一方，痛みや身体機能，長期効果に関して効果量が小さいとされている．モーターコントロールエクササイズは，脊柱の調整・支持筋の協調，制御，増強に焦点を当てた運動療法である．中等度の鎮痛効果と機能改善効果が示され，一般的な運動療法との比較で効果が上回るとの報告もあるものの，一定の見解は得られておらず，長期効果についても期待し難い[13-15]．太極拳やヨガは単独の運動療法や身体活動と比べ効果量が大きいことが示されている一方，ピラティスとは効果に差がない．心理療法も運動療法と比べ効果は変わらないとされている．

関節痛については，国際疼痛学会の「2016世界関節痛年（Global Year Against Pain in the Joints）」を経てFact sheet[9]が公開され，日々多数の報告がなされるようになった[7, 8, 16-18]．OAの中でも特に治療が難渋する膝OA痛については，メカニズムの解明が進み，治療のアルゴリズムとエビデンスが示され始めている．OA痛発症のメカニズムとして，末梢の力学的因子（バイオメカニクス・アライメント異常）や炎症に加え，末梢・中枢感作と内因性疼痛修飾系異常，心理社会的因子などの関与が明らかにされている．末梢では炎症メディエーターによる軟骨の変性摩耗，力学的ストレスによる軟骨下骨（骨髄）病変，軟骨下骨支配神経の可塑的変化により末梢感作が発生すると，次第に中枢感作へと進行し，難治性の神経障害性疼痛の要素を帯びてくる．そのような膝痛に対する保存的治療オプションの有効性もまとめられている（**表3**）[9, 16]．すべてのOAに適応する中心的な治療は，地

表2 慢性疼痛（慢性腰痛）に対するリハガイドライン（2017）

介入	疼痛		機能	
	効果量	エビデンス強度	効果量	エビデンス強度
運動療法	Small	Moderate	Small	Moderate
モーターコントロールエクササイズ	Moderate	Low	Small	Low
太極拳（Tai chi）	Moderate	Low	Small	Low
ヨガ	Small-Moderate	Low	Small-Moderate	Low
マインドフルネスに基づくストレス低減法	Improved	Moderate	Improved	Moderate
段階的リラクセーション	Moderate	Low	Moderate	Low
筋電図バイオフィードバック	Moderate	Low	No effect	Low
オペラント療法	Small	Low	No effect	Low
認知行動療法	Moderate	Low	No effect	Low
集学的リハ	Small-Moderate	Low-Moderate	機能障害：Small 復職：No effect	Low-Moderate
脊椎マニピュレーション	No effect-Small	Low	—	—
マッサージ	No effect	Low	—	—
超音波	No effect	Low	No effect	Low
TENS	No effect	Low	機能障害：No effect	Low
低出力レーザー治療	Small	Low	Small	Low
キネシオテープ	—	—	No effect	Low

（文献12より引用改変）

上・水中での運動，筋力トレーニング，自己管理，教育，体重管理である．慢性腰痛と違う点として，超音波が推奨されている．超音波は物理療法としてだけでなく，近年，MRガイド下集束超音波治療（MRgFUS：MR-guided focused ultra-sound surgery）による，機械的痛覚過敏部の局所脱神経による鎮痛効果も示されている．

複合性局所疼痛症候群（CRPS：complex regional pain syndrome）に対しては，神経リハ（Neuro-rehabilitation）の効果についても検証されている．神経リハは脳卒中後麻痺患者に対するリハとして急速に発展を見せており，近年，幻肢痛やCRPSなどの難治性疼痛患者に対しても応用され始めている．CRPSリハのコクランレビュー[19]によると，神経リハのうち段階的運動イメージ（graded motor imagery）やmirror therapyは外傷や術後，脳卒中後のCRPSタイプⅠの鎮痛や機能回復に有益である一方，超音波やパルス電磁場療法のような電気治療ならびに徒手的リンパドレナージなどのマッサージは無効とされている．しかしながら，有効とされるそれらの神経リハであっても，検証論文の研究デザイン，患者数，逆効果・有害事象記載が不十分であるため，エビデンスレベルは非常に低いものとなっており，今後の発展的報告が待たれる．

表3 膝痛に対する保存療法の推定効果量

治療	エビデンスレベル	疼痛	機能
運動療法，管理			
運動（陸上）	Good	0.34-0.63	0.25
運動（水中）	Good	NA	NA
筋力増強トレーニング	Good	0.38	0.41
セルフマネジメント・教育	Good	0.06-0.29	−
体重管理	Good	0.20	0.23
物理療法			
超音波	Good	0.49	−
TENS	Good	0.07	0.34
装具・杖			
バイオメカニクス治療（装具）	Fair	NA	NA
杖（Cane, Walking stick, Crutches）	Fair	NA	NA
薬物療法			
アセトアミノフェン	Good	0.18	—
NSAIDs	Good	0.37	—
COX-2阻害薬	Good	0.44	—
デュロキセチン	Fair	NA	—
オピオイド	Good	0.36-0.51	—
NSAIDs外用薬	Good	NA	—
オピオイド貼付薬	Good	0.22-0.36	—
ヒアルロン酸関節内注射	Good	0.37-0.46	0.31-0.33
ステロイド関節内注射	Good	NA	—
コンドロイチン（症状緩和）		不明	
コンドロイチン（疾患管理）	Good	0.13-0.75	0.26-0.30 （関節腔狭小化軽減）
グルコサミン（症状緩和）		不明	
グルコサミン（疾患管理）	Good	0.17-0.47	0.08 （関節腔狭小化軽減）

NA：Not available

（文献16より引用作成）

慢性疼痛に対する次世代の運動療法
—"ただ運動すればよい"というものではない—

　21世紀に入り，運動療法は慢性疼痛治療の第一選択治療のひとつとして位置づけられ，痛み専門医療者には広く周知されるに至った．ただし，この数年で慢性疼痛に対する運動療法をはじめとしたリハならびに非薬物療法は前述のごとく様変わりしている．「慢性疼痛患者には運動療法」というスローガン

のもと"ただ運動する"だけでは期待する効果は引き出されない．次世代の運動療法ともいうべき，アップグレードされた運動療法の処方箋[20]が必要となってきている．

慢性疼痛に対するモダンリハ[21]は，痛みの認知再構成のために痛みについて説明すること，慎重かつ意図的に痛み患者を観察すること，安全であることを戦略的かつ継続して説明することなど，CBTや教育，患者に安心感を与えること（reassurance）に重点が置かれている．患者の痛みと機能障害を共に軽減させるための知識，理解，スキルを患者に提供する，真の生物心理社会的アプローチに変わってきている．CBTや教育理論を踏まえた運動療法は，行動・心理学的アプローチと同様のメカニズムにより，同等の精神心理状態における改善効果を得ることが可能となっている[22]．また，集学的リハのメタ解析でも，一般的ケアや理学療法（有酸素運動，筋力増強トレーニング，ストレッチングのような運動療法のほか，物理療法，徒手療法，教育介入）を単独で行うよりも，理学療法と心理的・社会的アプローチを組み合わせて構成された集学的な生物心理社会的リハの方が，慢性疼痛患者の痛みと機能障害の改善により効果的であることが示されている[23]．

次世代運動療法は，行動医学的理論に基づく運動トレーニングであり，"脳トレ"（exercise therapy is to train the brain[17]）とも称される．すなわち，次世代運動療法は，患者教育やCBTにより適切な知識や考え方を学習しながら，アクティビティ・ペーシングに基づき運動のアドヒアランス，つまり患者の治療への積極参加を遵守する〔一定頻度の運動を数週間から数か月実施するレギュラー運動（regular exercise/chronic exercise）を実践する〕ことである．次世代運動療法を患者に処方する場合に医療者が知っておきたい要件は，①運動による痛みのリスク，②患者教育

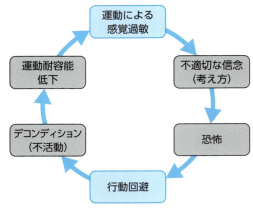

図2 運動による痛み（exercise-induced pain）と行動回避の悪循環モデル
（文献18より引用改変）

やCBT理論に基づく運動療法，③レギュラー運動とアドヒアランス遵守の3点である．①運動による痛みのリスクとは，運動が痛みを招く"exercise-induced pain"の可能性である．慢性疼痛患者は，運動耐容能の低下および神経感作を呈することが多い（図2）[18]．近年，慢性疲労症候群や線維筋痛症のように痛みとともに易疲労性の強い慢性疼痛患者では，"fatigue-induced pain"や運動後の疲労痛に注意を要するよう警鐘が鳴らされている[24]．ただ「運動してください」と指示するだけではかえって悪化を招く可能性があり，運動療法の開始時には特に注意が必要である．

次に，②患者教育やCBT理論に基づく運動療法について，その有効性はこれまで述べてきた．①exercise-induced painを回避するためにも，運動療法で活動促進を図るためのプログラムデザイン（図3）[18]を考慮するべきである．最後に③レギュラー運動とアドヒアランス遵守のためには，運動による痛みへの影響を知っておく必要がある．近年，運動が侵害刺激に対する痛覚の低下や鎮痛（hypoalgesia/analgesia）を誘起する「運動による疼痛抑制（EIH：exercise-induced

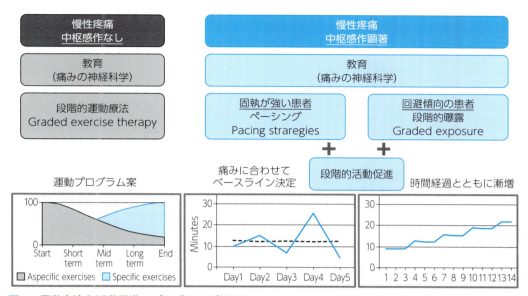

図3 運動療法と活動促進のプログラムデザイン

(文献18より引用改変)

hypoalgesia)」についての報告が増えている[25-27]．EIHは運動中または運動後において，疼痛強度の減少ならびに痛覚閾値や耐性値の増加を特徴とする．運動のタイプによりEIH効果に差はなく，痛み部位(有痛部)に限った運動でなくとも，有痛部局所だけでなく全身に広汎性鎮痛効果，身体機能・精神的健康改善効果をもたらす．そのメカニズムとして，内因性オピオイド鎮痛系，下行性疼痛抑制系，その他の中枢性疼痛修飾系の関与が示唆されている．これらEIHに関する報告の多くが単回の運動によるものであるため，長期効果は期待されない．一方で，レギュラー運動による鎮痛効果，慢性疼痛予防効果が示され始めている[25,28]．ただ，運動のアドヒアランスの障壁になるものとして，身体活動性の低下，自己効力感の低下，抑うつ・不安，社会的支援の不足，運動中の痛み増加などが挙げられており[25,26]，ペーシングの際に注意が必要となる．

おわりに

慢性疼痛に対するリハは，運動療法に教育やCBTなど心理社会的アプローチを組み合わせた，患者主体の(医療者が手を施さない)"Hands-off" rehabilitationが主軸となっている．リハは，患者のセルフマネジメント学習・構築のための学習塾とでもいうべき教育の場となる．そのためリハセラピストは，患者による自宅でのセルフエクササイズ，認知再構成，ストレスに対処する能力であるコーピングスキルを試みる・磨くなどの自己学習をサポートすべく，さらなる発展を目指すべきであろう．そして，慢性疼痛医療に関する正しい知識と幅広い選択肢を兼備し，新たな挑戦を続けるPain Specialist, 痛みの専門家であり続けなければならない．

文献

1) 服部政治，竹島直純，木村信康，山本一嗣，水谷明男，野口隆之：日本における慢性慢性疼痛を保有する患者に関する大規模調査．ペインクリニック．2004, 25, 1541-1551.

2) 松平浩，竹下克志，久野木順一，山崎隆志，原慶宏：日本における慢性疼痛の実態―Pain Associated Cross-sectional Epidemiological (PACE)survey 2009. JP．ペインクリニック．2011, 32, 1345-1356.

3) 矢吹省司，牛田享宏，竹下克志，佐浦隆一，小川節郎，勝俣明子，畠中聡：日本における慢性疼痛保有者の実態調査 Pain in Japan 2010 より．臨床整形外科．2012, 47, 127-134.

4) Nakamura M, Nishiwaki Y, Ushida T, Toyama Y：Prevalence and characteristics of chronic musculoskeletal pain in Japan. J. Orthop. Sci. 2011, 16, 424-432.

5) Geneen LJ, Moore RA, Clarke C, Martin D, Colvin LA, Smith BH：Physical activity and exercise for chronic pain in adults：an overview of Cochrane Reviews. Cochrane Database Syst. Rev. 2017.

6) Nicholas MK, Asghari A, Blyth FM, Wood BM, Murray R, McCabe R, Brnabic A, Beeston L, Corbett M, Sherrington C, Overton S：Long-term outcomes from training in self-management of chronic pain in an elderly population：a randomized controlled trial. Pain. 2017, 158, 86-95.

7) Skou ST, Arendt-Nielsen L, Roos EM："Exercise therapy：an important pain reliever in knee osteoarthritis" Pain in the Joints. Arendt-Nielsen L, Perrot S, eds., Philadelphia, Wolters Kluwer, 2017, 153-166.

8) Roos EM, Juhl CB：Osteoarthritis 2012 year in review：rehabilitation and outcomes. Osteoarthritis Cartilage. 2012, 20, 1477-1483.

9) International Association for the Study of Pain. Fact Sheets on Joint Pain. 2016 Global Year Against Pain in the Joints. http://www.iasp-pain.org/GlobalYear/JointPain, 2016

10) Chou R, Qaseem A, Snow V, Casey D, Cross JT Jr, Shekelle P, Owens DK：Clinical Efficacy Assessment Subcommittee of the American College of Physicians.；American College of Physicians；American Pain Society Low Back Pain Guidelines Panel. Diagnosis and treatment of low back pain：a joint clinical practice guideline from the American College of Physicians and the American Pain Society. Ann Intern Med. 2007, 147, 478-491.

11) Ambrose KR, Golightly YM：Physical exercise as non-pharmacological treatment of chronic pain：Why and when. Best Pract. Res. Clin. Rheumatol. 2015, 29, 120-130.

12) Qaseem A, Wilt TJ, McLean RM, Forciea MA：Clinical Guidelines Committee of the American College of Physicians. Noninvasive Treatments for Acute, Subacute, and Chronic Low Back Pain：A Clinical Practice Guideline From the American College of Physicians. Ann. Intern. Med. 2017 [Epub]

13) Chou R, Deyo R, Friedly J, Skelly A, Hashimoto R, Weimer M, Fu R, Dana T, Kraegel P, Griffin J, Grusing S, Brodt ED：Nonpharmacologic Therapies for Low Back Pain：A Systematic Review for an American College of Physicians Clinical Practice Guideline. Ann Intern Med. 2017 [Epub]

14) Saragiotto BT, Maher CG, Yamato TP, Costa LO, Menezes Costa LC, Ostelo RW, Macedo LG：Motor control exercise for chronic non-specific low-back pain. Cochrane Database Syst. Rev. 2016.

15) Saragiotto BT, Maher CG, Yamato TP, Costa LO, Costa LC, Ostelo RW, Macedo LG：Motor Control Exercise for Nonspecific Low Back Pain：A Cochrane Review. Spine (Phila Pa 1976). 2016, 41, 1284-1295.

16) McAlindon TE, Bannuru RR, Sullivan MC, Arden NK, Berenbaum F, Bierma-Zeinstra SM, Hawker GA, Henrotin Y, Hunter DJ, Kawaguchi H, Kwoh K, Lohmander S, Rannou F, Roos EM, Underwood M：OARSI guidelines for the non-surgical management of knee osteoarthritis. Osteoarthritis Cartilage. 2014, 22, 363-388.

17) Papandony MC, Chou L, Seneviwickrama M, Cicuttini FM, Lasserre K, Teichtahl AJ, Wang Y, Briggs AM, Wluka AE：Patients' perceived health service needs for osteoarthritis care：A scoping systematic review. Osteoarthritis Cartilage. 2017 [Epub]

18) Meeus M, Nijs J, Wilgen PV, Noten S, Goubert D, Huijnen I：Moving on to movement in patients with chronic joint pain. IASP Pain Clinical Updates. 24, 2016, http://iasp.files.cms-plus.com/AM/Images/PCU/PCU%2024-1.Meeus.WebFINAL.pdf

19) Smart KM, Wand BM, O'Connell NE：Physiotherapy for pain and disability in adults with complex regional pain syndrome (CRPS) types I and II. Cochrane Database Syst. Rev. 2016

20) Kroll HR：Exercise therapy for chronic pain. Phys. Med. Rehabil. Clin. N. Am. 2015, 26, 263-

281.

21) Lotze M, Moseley GL：Theoretical Considerations for Chronic Pain Rehabilitation. Phys. Ther. 2015, 95, 1316-1320.

22) O'Keeffe M, Purtill H, Kennedy N, Conneely M, Hurley J, O'Sullivan P, Dankaerts W, O'Sullivan K：Comparative effectiveness of conservative interventions for nonspecific chronic spinal pain：physical, behavioral/psychologically informed, or combined? A systematic review and meta-analysis. J Pain. 2016, 17, 755-774.

23) Kamper SJ, Apeldoorn AT, Chiarotto A, Smeets RJ, Ostelo RW, Guzman J, van Tulder MW：Multidisciplinary biopsychosocial rehabilitation for chronic low back pain：Cochrane systematic review and meta-analysis. BMJ. 2015 [Epub]

24) Sluka KA：Peripheral and central mechanisms of chronic musculoskeletal pain.

25) Bement MH, Sluka KA："Exercise-induced hypoalgesia：an evidence-based review" Mechanisms and management of pain for the physical therapist. 2nd Ed. Sluka, K.A. ed., Philadelphia, Wolters Kluwer, 2016, 177-201.

26) 松原貴子："痛みのリハビリテーション". 痛みの集学的診療：痛みの教育コアカリキュラム. 日本疼痛学会編集, 真興交易, 2016, 153-168

27) Kami K, Tajima F, Senba E：Exercise-induced hypoalgesia：potential mechanisms in animal models of neuropathic pain. Anat. Sci. Int. 2017, 92, 79-90.

28) Sluka KA, O'Donnell JM, Danielson J：Rasmussen, L.A. Regular physical activity prevents development of chronic pain and activation of central neurons. J Appl Physiol. 2013, 114, 725-733.

2章

5 日本における慢性疼痛難治化の
実態を考える —心身医学の立場から

Consideration on the Reality Why Patients with Chronic Intractable Pain Are Generated in Japan:
From the Standpoint of Psychosomatic Medicine.

九州大学病院 心療内科 **細井昌子**

要旨

大学病院心療内科で経験する慢性疼痛難治例の臨床では，多くの学びがあり，慢性疼痛の難治化や蔓延を予防するために貴重なエッセンスがある．また，近年における通信技術の進歩に伴い，幼少期からモニターを長時間眺める行動が，将来の就業可能人口を減少させるのではないかという危惧がある．

本稿では，我々の福岡県糟屋郡久山町での横断的な心身医学的疫学研究や，Lancet誌やPediatrics誌に公刊されたヒトを対象とした貴重な縦断研究報告を紹介し，幼少期の心理社会行動学的問題が，成年後の睡眠障害・情緒障害・慢性疼痛に悪影響を与えるのではないかというプライミング仮説を喚起した．同時に，脳保護の観点から，身体接触に注目した，安心感を与えつつ自律性を重んじる養育環境が，慢性疼痛予防の鍵となることを提唱する．

はじめに

慢性疼痛に対する国家的観点での取り組みは，認知症対策と共に，市民生活の「QOLの向上」と「心身の健康寿命の延長」のために極めて重要である．とくに，幼少期からモニター画面を長時間凝視する人生を送る初め

ての世代においては，眼精疲労・脳疲労と運動器疲労・全身の疼痛が合併し，うつや慢性疼痛という病態として蔓延していくことが予測される．これにより，日本の人口減少のみでなく，若年成人層においても就業可能人口が減少することも危惧される．本稿では，大学病院心療内科という特殊な現場ゆえに実現できる質・量ともに充実した集学的診療形態により，一人の人間の幼少期からの人生を通した「慢性疼痛の意味」を考えてきた筆者の観点で，「日本は慢性疼痛にどう挑戦していくのか」という命題に対して，「日本における独特な慢性疼痛難治化の実態」について概説する．

慢性疼痛の難治化の要因は
何か？

九州大学病院心療内科では，慢性の痛みに対して標準的な検査・治療を受けてきた患者が4〜20か所ほどの医療機関を経て，紹介され，受診している．標準的な加療はすでに受けているために，ガイドラインに掲載されるような解熱鎮痛薬・抗けいれん薬・抗うつ薬・オピオイドなどは多種類試行されているが，満足する結果が得られず，「藁にもすがる」気持ちで同院心療内科を受診されている．そういった症例の多くにおいては，以下のような共通点がある[1]．

①父母のどちらか一方，あるいは両方が厳

格過ぎたり，過干渉であったり，全く干渉がなかったりして，幼少期に受けた被養育体験にまつわる苦労が多い．また両親の不和や母と祖母の嫁姑問題により，常に母の愚痴を聞かされていた．

②そのために，幼少期からの家庭環境で安心感が得られない生活が持続していた．

③幼少期に「子どもらしい」発想で，自然な気持ちを両親に伝えることができずに，経済的・心理的な苦境を努力や忍耐の精神で乗り越えるために，過活動的に環境に適応努力を続けて，多動となっていた．

④そのために，自身の感情を他者に伝えるのが極端に苦手になり，自身の感情を「飲み込む」癖がついた．それを続けているうちに，自身の気持ちを感じ取ることが困難（感情同定困難）になっている．

⑤兄姉・弟妹といった同胞に，重症の病気や障碍があり，必然的に本人に対する注目が少ない状況にあった．十分に甘えることができずに，きょうだい葛藤を抱えて，自身は「手のかからない子」で通してきた．

⑥両親や周囲から暴力などの危害を加えられたことがあるために，「他者評価」を常に気にしており，温和な空気が流れるように常に気を遣っている．

⑦上記の行動を続けるうちに，自尊感情が育たず，「自分の居場所がない」「消えてしまいたい」としばしば感じている．

⑧自身を適切に守る自己主張ができないために，理不尽な目に遭うことが多く，苦労を自分だけが背負うことで乗り越え，心身共に疲弊している．

⑨長年の苦労が持続しそれをさらに増悪させる要因が起こったとき，あるいは困難が解消してほっとしたと思われたときより，慢性の痛みが発症・持続・悪化して

いる．

⑩痛みが発症後，さまざまな医療機関へ助けを求めてきたが，思ったような対応や言葉かけが得られず，自分の痛みは「わかってもらえない」と感じ，医療不信を覚えている．

⑪これらの苦労を続けるなか，休息を適切にとる習慣がなくなり過活動となっている．強迫的な認知行動特性が身につき，交感神経過緊張の状態になっている．

慢性疼痛難治例における心身相関

難治化している慢性疼痛症例における上記の特徴を，初診時の問診で明らかにしていくと，これらの特徴のうちの少なくともいくつかが見いだされており，重症例ではこれに幼少期の身体的・心理的・性的虐待や結婚後の家庭内暴力が合併していることもある．このような発症前後のストレス要因は，身体的症状にどのように影響を与えているのだろうか？

答えとしては，持続的な交感神経系の過緊張の状態と，副交感神経系の機能低下に伴う自律神経失調状態が定常化し，自然治癒に必要な生体防御系に異常が起きていると考えられる．また，末梢の筋骨格系において，交感神経系過緊張に伴う筋硬直が常態化し，末梢血管も収縮することで末梢循環も障害されている．さらに，末梢の代謝物質を還流するリンパ管系にもうっ滞が生じ，末梢の新陳代謝が障害されている．これらの異常は，主観的な違和感として訴えられ，丁寧な視診・触診などでは検出される．しかし，通常の血液検査やX線検査などでは検知されないために「所見なし」とされ，「異常がない」と報告されることとなる．結果として，患者の訴える違和感を認証しないこととなり，安定した治

療関係が得られないことになる.

さらに,過去の不快情動の蓄積があると,脳機能のうち情動系や報酬系に異常が生じていると考えられている.つまり,頭部MRIのdefault mode network（DMN）と呼ばれる安静時に同期している脳活動のパターンを,慢性疼痛患者と対照健常人を比較することによって,慢性疼痛患者の安静時脳機能の異常が証明されてきた.とくに,線維筋痛症という全身の痛みを長時間自覚している患者群では,この安静時脳活動が嫌悪や罪悪感と関連があるといわれている大脳の島皮質と同期していることが報告されている[2].つまり,何らかの作業を行っているとそのための脳活動が優勢になるが,それをやめて安静にすると不快情動系が活性化し,とくに痛みの不快感と関連しているとされる島皮質が活動し,器質的・機能的な痛みの不快感を強めていると考えることもできる.安静時には,不快エピソードを多数記憶している無意識の脳機能が勢いを取り戻し,その体験を慢性疼痛患者が「耐えられない苦痛・苦悩」として表現しているとも考えられよう.

また,報酬系と痛覚系は,脳回路としては別の回路を有しているが,快感を生じる報酬系は痛覚系により抑制される経路があることも知られてきた.この現象は,抑うつなどで認められる「快感消失（anhedonia）」という用語で表現することもできる.過去に楽しめていたことが楽しめなくなり,慢性疼痛に対する適応的な運動療法に対する動機づけが困難になる脳回路のメカニズムもある.

久山町における慢性疼痛研究

九州大学病院心療内科では,成年後の慢性疼痛の心身医学的診断・治療を行っている.対象者の平均年齢は40〜50歳前後であるが,

生育歴を丁寧に聴取すると心理的苦悩は幼少期からすでに始まっていることが理解された.その幼少期からの苦悩が慢性疼痛にどう影響を与えるのかに興味を持ち,養育スタイルと慢性疼痛に関する研究を開始した.その際に,大学病院心療内科を受診する慢性疼痛患者が特殊である可能性を考慮し,当科を受診する慢性疼痛患者の対照群として,一般住民における慢性疼痛の実態も調査する必要が生まれた.そこで,福岡県糟屋郡久山町住民の協力を受け,1961年から50年以上にわたって九州大学医学研究院の研究として継続されている40歳以上の久山町検診に関する研究（現在は同大学衛生・公衆衛生学分野を中心に展開）に,2010年より筆者らが参加する機会を得た.これにより,慢性疼痛・睡眠障害・認知症やそのほかの生活習慣病に関する心身医学的疫学研究を開始した.これまでの研究のなかから,慢性疼痛と失感情症とも呼ばれる「アレキシサイミア（alexithymia）」に関する研究,慢性疼痛・睡眠障害と養育スタイルに関する研究を紹介する.

1 慢性疼痛とアレキシサイミアに関する研究

「アレキシサイミア（alexithymia）」とはa（欠損）＋ lexi（言語）＋ thymos（感情）というギリシャ語に語源を発する用語で,感情の言語化が乏しい状態であり,「失感情症」あるいは「失感情言語症」という和訳が使用されている.感情がないのではなく,自らの感情を語る体験が少ないなかで感情の言語化が障害された心身症患者によくみられる心理特性であり,1973年にSifneosが報告した概念である[3].「想像力が乏しく,心的葛藤を言語化できない」,「感情を感じ言語表現することが困難」,「事実関係を述べるがそれに伴う感情を表出しない」,「面接者との交流が困難」といった特徴がある.痛みとアレキシサイミアについては,疼痛性障害,頭痛,顎関

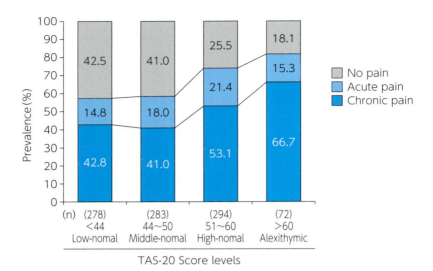

図1　一般住民におけるアレキシサイミアの程度と慢性疼痛の有症率

節症，舌痛症，がん，全身性エリテマトーデス，線維筋痛症，腰背部痛，関節リウマチ，脊柱管狭窄症，神経筋疾患など，多彩な痛みとアレキシサイミアとの関連が，国際的にも知られている．わが国においては，九州大学病院心療内科を訪れる慢性疼痛患者では，Toronto Alexithymia Scale（TAS）-20という自記式質問紙で測定されるアレキシサイミアのサブスケールで，感情同定困難（自分の感情を同定できない傾向）因子と感情伝達困難（自分の感情を他者にうまく伝達できない傾向）因子が痛みに伴う生活障害と関連し，それが不安・抑うつといった否定的感情を介していることを我々が報告している[4]．

一般住民については，2010年の久山町検診でストレスチェックを受けた927人を対象に，アレキシサイミア傾向をTAS-20で測定し，TAS-20が61以上のアレキシサイミア群と，61未満の非アレキシサイミア群をTAS-20値で3分割した3群の，合わせて4群に分け，痛みがない群，痛み持続が6か月以内の群（acute pain），および6か月以上前からの痛みがある慢性疼痛群（chronic pain）の割合を調べた（図1）[5]．6か月未満の痛みの有症率はアレキシサイミアの程度と関連はないが，慢性疼痛の有症率は，TAS-20が51以上で有意に多くなり，アレキシサイミア群では約3分の2の住民が慢性疼痛を有していた．アレキシサイミアの要素の中では，感情同定困難がもっとも重要で，中央値を超えるとそれ以下の群の約2-3のオッズ比で慢性疼痛症状を有していた．これは，一般住民においても，心療内科患者でよくみられる感情を抑圧して言葉として表現できない傾向が高ければ，慢性疼痛症状が持続しやすいことを示している．日本人において，武士の気風を重んずる文化として，「言わぬが花」という言葉もある通り「物事を明確にしないこと」を美徳とする文化があるが，慢性疼痛予防の観点では，感情を同定して表現していくことが重要であることが理解される．

2 慢性疼痛・睡眠障害と養育スタイルに関する研究

アレキシサイミアの研究に続き，2011年の久山町検診ではストレスチェックを受けた840人の住民に痛み症状について調査し，16

歳までの両親の被養育体験についての自記式質問紙であるparental bonding instrument（PBI）を欠損なく記載できた760人（男性286人，女性474人）の結果を解析した[6]．PBIにおける被養育体験は，本人の気持ちを大切に，自律性を重んじてサポートしていたというケアの因子と，本人の気持ちを聞かずに親の思いで過度な干渉を行っていたという過干渉の因子があり，その二つの因子の組み合わせで，「高ケア低過干渉の望ましい型」と，「低ケア低過干渉のネグレクト型」，「高ケア高過干渉の愛情束縛型」，「低ケア高過干渉の冷淡束縛型」の4つの被養育体験に分類される．望ましい被養育体験群との比較では，父親では「冷淡束縛型」の被養育体験群ではオッズで2.1，母親では「冷淡束縛型」の被養育体験群ではオッズ比で1.5と，慢性疼痛症状の有症率が有意に増大していた．抑うつで調整すると，母親では「冷淡束縛型」の有意差が消えるが，父親では有意差が残った．したがって，母親の「冷淡束縛型」の養育スタイルは抑うつを介して慢性疼痛の有症率の増大に影響するが，父親の「冷淡束縛型」の養育スタイルは抑うつ以外の要因（おそらく強迫性）も関連して，慢性疼痛の有症率を増大させていることが推測される．

　同様に，睡眠障害と被養育体験を調査すると，慢性疼痛と同様に両親の「冷淡束縛型」の被養育体験群では睡眠障害の有症率がオッズ比で約2となり増大していたが，とくに同性の親（母親-娘，父親-息子）の「愛情束縛型（高ケア高過干渉）」の被養育体験群でも，望ましい被養育体験群と比較して睡眠障害の有症率がオッズ比で約2となり増大していた[7]．つまり，「過度の愛情によって支配する同性の親」でも子の睡眠障害が悪化することになる．

　以上のように，16歳までの時期に両親とどのような関わりを持っていたかが，40歳以上の中年以降の時期になっても慢性疼痛や睡眠障害の症状に影響を与えているという研究成果は，九州大学病院心療内科における臨床の知を，別のフィールドである一般住民の疫学からのエビデンスで証明することとなった．これは，40歳以上の日本国民の健康寿命という観点で，次世代の日本人の健康を創造するために，日本人の養育スタイルを真剣に考える必要があるという貴重な示唆を与えている．

　現在の養育スタイルを考えると，久山町検診で対象となった世代と異なり，近年の日本の家族では女性一人が平均1.4人の子どもを産むという報告（2014年）もあり，少子化が進んでいる．少子化により，子どもへの注目が増え，過干渉になりがちであり，過干渉が標準になってきている現実があると言えよう．ゲーム世代で親子の言語的交流が少なくなって，交流不全が起こりがちななか，こうした養育スタイルの変化が慢性疼痛の有症率に与える影響も悪化するのではないかと危惧している．現代の若者はSNSでの「つぶやき」は上手でも，目前の人に対して直接的に感情を伝えるソーシャルスキルが退化しがちとも言える．慢性疼痛予防としての感情の意識化や言語化スキルを，ゆったりとした親子関係のもと，育む必要性を提唱したい．

情動障害や慢性疼痛の幼少期におけるプライミング仮説

■1 ルーマニアと英国の養子に関する縦断研究：幼少期の愛情のない環境の長期曝露について，IQは後のケアで回復するがEQの障害は成年後に遅れて発症する

　以上のように，成年後の痛み症状の発症に16歳までの両親の養育スタイルが関与していることが明らかとなってきた．その痛み症状には，過活動といった行動異常や抑うつ・

不安といった情緒障害が悪影響を及ぼしていることも臨床的に明らかになっている．幼少期に劣悪な環境で養育された場合に，学童期，思春期，若年成人期にどのような影響が表れるのかについて，興味深い論文が英国とドイツの研究者により2017年4月にLancetに発表された[8].

ルーマニアのチャウシェスク独裁政権時代で，衛生環境が極めて悪く，個別のケアがなされず，社会的・認知的な刺激がほとんどない施設で幼少期の大半を過ごし，のちに英国で養子になった子ども達について，11歳，15歳，若年成人期（22〜25歳）の状態での評価が行われた．親への質問紙で，自閉症スペクトラム障害，注意障害と多動，脱抑制型の対人交流，知的障害，情緒障害，行為障害について調査し，情緒障害，行為障害については，自己評価も行った．施設入所経験がないまま養子になった英国の子どもたち52人を対照群として，ルーマニアでの施設入所経験が，6か月未満の群67人，6か月以上の群98人の3群が比較された．その結果，6か月以上の劣悪な施設入所経験がある群は，自閉症スペクトラム障害，脱抑制型，注意障害と多動が，11歳，15歳，若年成人期のどの時期でも他の群と比較して有意に高く，一方英国での愛情あふれる対応を経て，15歳まで認められた知的障害は若年成人期で改善していた．興味深いことに，知的障害と対照的に，情緒障害と行為障害は11歳，15歳では差がなかったものの，情緒障害は若年成人期に6か月以上施設入所経験がある群で有意に症状が認められるようになっていた．これは，言い換えると「幼少期にプライミングされた脳と心の反応について，IQは改善するがEQの障害は若年成人期に遅れて発症する」とも言えるかもしれない．6か月未満の施設入所経験がある群では，対照群との差がかなり小さくなっていることもあり，劣悪な

環境に曝露された時間が関係することも読み取れる．

倫理的な問題から，劣悪な環境で生育するという条件設定で新たにヒトを対象とする研究を行うことは不可能であるが，ルーマニアと英国の養子に関する上記の縦断研究（the longitudinal English and Romanian Adoptees study）の成果は大変貴重であり，社会の多くの人々に注目されるべきであろう．ラットやマウスといったげっ歯類の動物実験でも，幼弱期に母子分離を行うと，成年後に悪影響があることが報告されており，日本人の研究者が提唱してきた「甘え」の重要性が思い出される．「高ケア低過干渉」の望ましい養育スタイルを受けた人は，慢性疼痛症状から有意に守られているという我々の久山町疫学研究の結果と合わせて，後世の人類のために我々が重視すべきものとして，「先読みして過保護になる親の支配」ではなく，「自律性を重んじる真の愛情」の重要性を示唆していると思われる．

② カンガルーケアに関する縦断研究：乳児期の母子接触は20年後も脳保護効果がある

コロンビアで始まったカンガルーマザーケア（KMC）とは，低出生体重児に対して，母親が出生後24時間母子密着して体温を保持する医療ケアであり，1年後の生存率が高いことが知られている．このKMCを行った群と通常の保育器で育てた群について，出生時の体重が1800g未満の子を追跡し，20年後の効果を調べた論文が2017年1月にPediatrics誌に報告された[9]．KMC介入を受けた群の子は，20年後の頭部MRIでは対照群と比べて脳の全灰白質，大脳皮質と左の尾状核容量が大きかった．20歳時点で，カンガルーケア期間の長さが尾状核量の増加に，微細運動技能テストのパフォーマンスの高さが尾状核量の増加に相関していた．また，KMCを受

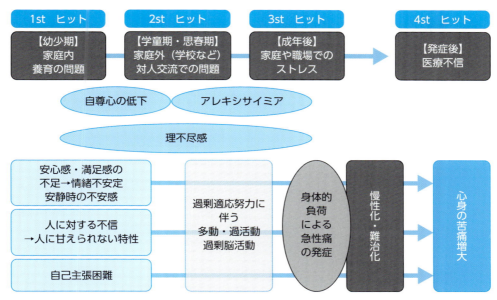

図2 慢性疼痛の準備・発症・進展の心理社会的因子：慢性疼痛難治化のスリーヒット仮説と医療現場における4thヒットとしての医療不信

けた子は，学校長期欠席，過活動，攻撃性，外在化，社会的逸脱といった問題が少なく，社会行動学的問題から保護されていた．KMC群では，20年間の死亡率でオッズ比が0.39で，対照群と比べて有意に低下し，出生後6か月で神経学的所見のあったグループで，20歳時にKMC群は対照群よりもIQが有意に高かった．

これらの結果は，脳保護の観点で，幼弱期の母子接触が及ぼす脳への好影響を示唆している．とくに興味深いのは，過活動傾向や攻撃性が，母子接触がなかった対照群で多くみられるという点である．始めに述べたように，慢性疼痛患者の難治例では過活動がみられて，医療交流においてもときに攻撃的になり，交流不全が起こりやすい．心身症的な慢性疼痛患者が表明することが多い「幼少期に両親との情緒的な接触が少なかったことの心理的苦悩」と合わせて考えると，幼少期に皮膚の温かさや声掛けなどの働きかけが得られなかったという心理的苦悩がプライミングされて，安静時に落ち着かない多動の特性が定着し，20歳を超えた成年後に情緒障害や慢性疼痛が顕在化するというプライミング仮説も考えられるであろう．

図2に慢性疼痛の準備・発症・進展の心理社会的因子としてスリーヒット仮説と医療現場における4thヒットとしての医療不信について図示した．幼少期（母子交流不全，養育環境の問題）や学童期・思春期（いじめられ体験）に心理的苦悩が重なり，人間不信の特性から安心感が阻害され，最終的には成年後に生じた発症因子となる心身のストレスを契機に，慢性疼痛やそれに合併する情緒障害が遷延化することが想定される（慢性疼痛難治化のスリーヒット仮説）．逆に言うと，幼少期の情緒的な両親との接触は，成年後にも慢性疼痛予防にもつながる脳保護効果がある可能性がある．

おわりに

　通常，ストレス性の身体症状発症時には，交感神経過緊張に伴う心身の症状やパニック発作があるが，遷延化につれて睡眠障害や抑うつが前面に立ち，睡眠薬・抗不安薬・抗うつ薬を処方される．これにより，表面的な不眠・不安・抑うつ症状がとれ，最後に慢性疼痛症状が残るという臨床経過が観察される傾向にある．慢性疼痛症状の持続・悪化の背景としては，図2に示したような心理社会的因子とともに，夜間の悪夢に伴う食いしばり・歯ぎしりとそれに伴う全身の筋緊張があるようであり，安静時の不快感と関連する夜間の無意識の脳活動が遷延化に寄与していることが想定される．意識的な努力としての通常の認知行動療法とともに，無意識への働きかけとして，第三世代の認知行動療法として知られるマインドフルネス，アクセプタンス・アンド・コミットメントセラピー（ACT），弁証法的行動療法などが臨床的に有用である．慢性疼痛の難治化を促進している「here and now」の抑圧された不快情動が，目前の人間関係や治癒を促進させるはずの自身をとりまく生活環境を悪化させ，多動・過活動・過剰脳活動に導き，自然治癒力の障害が起こることが，臨床現場での根本的な治療対象である．とくに，治療的な行動とみなされている運動療法を過度に行ったり，薬物を多量に摂取したり，医療機関を多数受診したりといった行動に見られる「多量を是とする」強迫性が，一見見えにくい難治化の要因でもある．無意識の不安を「数が多い」ことで安心させている実態を，患者・治療者がともに俯瞰し理解できるようになることが治療の突破口となる．

　この稿では，オリンピックでの金メダルを好む日本人が，「愚痴を言わずに努力を強迫的に行い，自虐的になるという行動」を美徳と考える特性があり，その特性が慢性疼痛難治例を心身共に苦しめているという実態を喚起した．慢性疼痛難治例に必要なものは「普通でも自分のありのままの姿を周囲が受け入れてくれる」という実感であると言えるかもしれない．

文献

1) 細井昌子，柴田舞欧，安野広三，ほか：生き方習慣病としての慢性痛：久山町研究．心療内科臨床から慢性痛難治化のスリーヒット理論まで．医薬品医療機器レギュラトリーサイエンス 2015 Vol.46 No.10：674-680.

2) Pujol J, Macià D, Garcia-Fontanals A, Blanco-Hinojo L, López-Solà M, Garcia-Blanco S, Poca-Dias V, Harrison BJ, Contreras-Rodríguez O, Monfort J, Garcia-Fructuoso F, Deus J：The contribution of sensory system functional connectivity reduction to clinical pain in fibromyalgia. Pain. 2014, 155(8), 1492-1503. doi：10.1016/j.pain.2014.04.028. Epub 2014 May 2.

3) Sifneos PE：The prevalence of 'alexithymic' characteristics in psychosomatic patients. Psychother Psychosom. 1973, 22(2), 255-262.

4) Makino S, Jensen MP, Arimura T, Obata T, Anno K, Iwaki R, Kubo C, Sudo N, Hosoi M：Alexithymia and chronic pain：The role of negative affectivity. The Clinical Journal of Pain. 2013, 29(4), 354-361.

5) Shibata M, Ninomiya T, Jensen MP, Anno K, Yonemoto K, Makino S, Iwaki R, Yamashiro K, Yoshida T, Imada Y, Kubo C, Kiyohara Y, Sudo N, Hosoi M：Alexithymia is associated with greater risk of chronic pain and negative affect and with lower life satisfaction in a general population：the Hisayama Study. PLoS One. 2014, 12；9(3)：e90984.

6) Anno K, Shibata M, Ninomiya T, Iwaki R, Kawata H, Sawamoto R, Kubo C, Kiyohara Y, Sudo N, Hosoi M：Paternal and maternal bonding styles in childhood are associated with the prevalence of chronic pain in a general adult population：the Hisayama Study. BMC Psychiatry. 2015, 15(1), 181.

7) Shibata M, Ninomiya T, Anno K, Kawata H, Iwaki R, Sawamoto R, Kubo C, Kiyohara Y, Sudo N, Hosoi M：Perceived inadequate care and excessive overprotection during childhood are associated with greater risk of sleep dis-

turbance in adulthood : the Hisayama Study. BMC Psychiatry. 2016, 16, 215. DOI : 10.1186/s12888-016-0926-2.

8) Sonuga-Barke EJS, Kennedy M, Kumsta R, Knights N, Golm D, Rutter M, Maughan B, Schlotz W, Kreppner J : Child-to-adult neurodevelopmental and mental health trajectories after early life deprivation : the young adult follow-up of the longitudinal English and Romanian Adoptees study. Lancet. 2017, 389

(10078), 1539-1548. doi : 10.1016/S0140-6736(17)30045-4. Epub 2017 Feb 23.

9) Charpak N, Tessier R, Ruiz JG, Hernandez JT, Uriza F, Villegas J, Nadeau L, Mercier C, Maheu F, Marin J, Cortes D, Gallego JM, Maldonado D : Twenty-year Follow-up of Kangaroo Mother Care Versus Traditional Care. Pediatrics. 2017, 139(1). ii : e20162063. doi : 10.1542/peds.2016-2063. Epub 2016 Dec 12.

6 精神科の立場から

From the View Point of Psychiatrist.

1) 大阪大学大学院大阪大学・金沢大学・浜松医科大学・千葉大学・福井大学連合小児発達学研究科附属子どものこころの分子統御機構研究センター
2) 大阪大学大学院医学系研究科情報統合医学講座精神医学教室

橋本亮太[1,2]

はじめに

　慢性の痛みに苦しむ患者は多い．そして，慢性の痛みを持つ患者においては，その痛みを説明することのできる身体疾患が見つからない患者や，痛みを生じる身体疾患があっても，その身体疾患による痛みでは説明できない患者も存在する．そのような患者では，身体疾患の見逃しがないかどうかについての見直しが常に必要ではあるが，同時に精神疾患がその背景にある可能性を念頭に置く必要がある．このような慢性の痛みを主訴にする患者は，一般的には精神科を最初に受診することは稀であり，整形外科，麻酔科（ペインクリニック），内科，脳外科などを受診することが多い．精神科を専門としない医師が，精神症状を主訴として訴えない患者を診て，精神疾患が慢性の痛みの背景にあることに気づき，その上で精神科的な治療を行うことは大変難しい．また，慢性の痛みの患者は，精神科にかかって精神疾患患者として扱われることに強い拒否感があることも多く，精神科への紹介をしても受診しない場合が多い．慢性の痛みのある患者のうち，精神疾患の診断がつく患者の特徴やその割合もよく分かっておらず，慢性の痛みへの適切な治療を行うためには，今後のこの分野の研究の進展が待たれる．

　本稿では，慢性の痛みを訴える患者において，よく認められる精神疾患について概説し，その対応法についても述べる．

精神疾患と痛み

　精神疾患の定義は，精神症状・行動障害があり，本人もしくは周りが困り，社会的な機能障害が起こることであるが，重要な除外基準がある．それは，その精神症状・行動障害には「器質的な原因がない」，もしくは，「器質的な原因があってもそれで説明できないほど重篤である」ということである．すなわち，慢性疼痛患者における精神医学的な治療は，十分な身体的な検索を行っても「器質的な原因がみつからない」，もしくは，「器質的な原因があってもそれで説明できないほど重篤である」痛みがあることから始まる．実は，ここに精神疾患における診断のパラドックスがある．すなわち，「十分な身体的な検索を行っても器質的な原因が見つからない」という条件を満たすことを，身体疾患の専門家でない精神科医が行うことは困難であるということである．身体疾患の専門家であっても，痛みを生じる可能性のあるすべての身体疾患の専門家となることは事実上不可能である．そこが，慢性疼痛医療の難しいところであり，さまざまな分野の専門家が協力して治療を行う

学際的・集学的な治療体制が必要とされるゆえんであろう（表1）．

また，「痛み」は，あらゆる精神疾患に付随して起こりうる精神症状である．身体症状症においては，痛みなどの症状が診断基準の一部として採用されている．疾患特異性が低いために診断基準として採用されていないものの，うつ病の数十％に疼痛症状があることも知られている．統合失調症においては，体感幻覚として痛み症状が現れることも珍しくない．このように，器質的な原因によって説明不可能な痛みは，精神疾患の症状の一部であることも多く，精神疾患そのものを治療することにより改善することも多く認められる．よって，それぞれの精神疾患に対する精神医学的な治療を行う必要がある．

精神医学的な治療とは，精神疾患の「生物-心理-社会モデル」に沿って行う薬物療法，精神療法，環境調整などを指す．他の医学領域では生物が主であり，「心理」「社会」を扱うことは少ない．この精神医学・医療の特殊性が，慢性の痛みを訴える患者においては，大きなアドバンテージとなる．すなわち，慢性疼痛患者では，「心理」「社会」を扱うことが重要なポイントであることがよく知られているからである．ただし，精神医学領域以外の疾患と同様に，精神医学的な診断が異なると精神医学的な治療の方法論も異なるため，的確な精神医学診断を行うことが第一歩となる．

慢性疼痛における身体疾患と精神疾患の分類

1 痛みの3つの原因部位

慢性の痛みの原因はさまざまであるが，臨床的には3つの原因があると考えるのが最もわかりやすい．1つ目は，局所において炎症などの障害があり，そのために痛みが起こる

表1 痛みにおける身体・精神の関連・合併

診断	理由
1) 身体疾患のみ	身体疾患のみですべての痛みの説明が可能である
2) 身体疾患と精神疾患の合併	身体疾患のみでも精神疾患のみでの痛みの説明が十分にできない
3) 精神疾患のみ	精神疾患のみですべての痛みの説明が可能である

ものである．2つ目は，局所の痛みを脳に伝える途中の神経伝導路に障害がある場合であり，椎間板ヘルニアなどがこれに当たる．3つ目は，最終的に痛みを知覚する脳に障害がある場合である．精神疾患は，この3つ目の場合に当たると考えられる．このうち，最初の2つにおいては痛みの器質的な要因が明らかである身体疾患としてまとめることができ，3つ目は痛みの原因が器質的に明らかではなく，おそらく脳にあると想定されているものといえる．精神疾患は脳にその原因があると信じられているものの，客観的な検査等で診断することができず，あくまでも臨床症状から診断するものである．そのため，専門家である精神科医には診断できても，専門外の医師には客観的な検査データなどがないため理解が難しい．

2 身体疾患と精神疾患の合併について（図1）

身体疾患のみ，もしくは精神疾患のみですべての痛みの説明がつく場合は，それぞれの専門家が診断・治療を行うことは決して難しいものではない．一方，慢性関節リウマチとうつ病の合併や，椎間板ヘルニアと身体症状症の合併などの身体疾患と精神疾患の合併例においては，対応に苦慮することも多い．このような身体疾患と精神疾患が合併している場合にも，その発症の経過と因果関係においていくつかのパターンが考えられる．

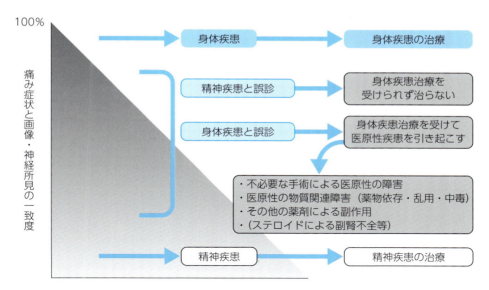

図1　身体症状症と医原性疾患について

　1つ目は，身体疾患がはじめにあり，その後に精神疾患を発症したものである．例えば，慢性関節リウマチがあり，闘病生活に苦しむうちにうつ病を発症するケースであり，臨床上よく認められる．これは，身体疾患が精神疾患の発症に関与していると考えられる．十分な休養と抗うつ薬の服用がうつ病の基本的な治療となるが，治療に成功しても慢性関節リウマチ自体の改善が認められなければ，回復に至ることは難しいことが多い．つまり，二次的に発症したうつ病の治療を行うが，その発症の引き金となった慢性関節リウマチの治療の成功がその鍵となると考えるべきである．2つ目は，精神疾患が元々あるものに，身体疾患が発症したものである．例えばうつ病の患者が後に偶然，慢性関節リウマチを発症した場合，初期においてはその症状はうつ病の症状と間違えられることもあるため，常に身体疾患の見逃しに注意する必要がある．このように身体疾患と精神疾患は互いに無関係である場合は，それぞれの疾患を独立に治療しても基本的には問題はない．ただし，痛みを診る診療科と精神科で同じ薬を用いる場合も多くあるため，過量服薬による副作用などの重大な問題が起こることがあり，注意を要する．因果関係が認められる場合には，複雑であるため，後に詳述する．3つ目は同時に発症したものであり，自動車事故等で大怪我をして生命の危機が起こった後に，身体的な障害と急性ストレス障害を発症した場合（3か月以上持続するとPTSDとなる）などがある．

3 精神疾患により身体疾患が引き起こされる場合の問題点

　精神疾患が身体疾患の発症に関与している場合は複雑である．例えば，統合失調症においては糖尿病の発症率が一般人口の約2倍であることから，糖尿病を発症した結果，ニューロパチーによる痛みが起こるリスクが高いと思われる．しかし，関与は認められるものの因果関係ははっきりせず，統合失調症の治療を行っても糖尿病性のニューロパチーが改善するわけではないため，前述した身体疾患が精神疾患の発症に関与する場合とは対

応が異なる．それぞれの治療を行う必要があるのはもちろんであるが，統合失調症により自己管理能力が低下し，糖尿病の適切な治療を受けることができないことが問題点である．さらに最も問題となるのは，精神疾患が根底にあることに気づかれず，身体疾患としての治療を行うことにより，医原性の障害を引き起こすことである（図1）．例えば，腰痛を訴える身体症状症の患者に対して，その腰痛は身体疾患である腰椎ヘルニアによると誤った診断を行い手術した場合に，手術により医原性に腰椎に障害をきたすことがある．また，さまざまな鎮痛薬，抗不安薬，抗うつ薬を投与され，効果が認められないだけではなく，副作用に苦しんだり，医原性に薬物依存（物質関連障害）になる場合もある．このような医原性の問題を引き起こした後に，精神科を受診すると，治療を行うことが非常に難しい．身体症状症には精神療法が適応となるが，痛みが起こっている理由についての事実関係を共有することから精神科の治療が始まる．患者の怒りを言語的に表出させることにより治療を進めるが，医原性の問題が症状の形成に寄与していることを明らかにすることは医療不信を募らせることになり，大きな問題となる．身体疾患としての診断において，明らかに神経支配と異なった症状を訴える患者においては，精神科を専門としない医師でも精神疾患の存在に気がつくと思われるが，微妙な場合には判断が分かれることになる．精神疾患の診断においては，身体疾患を客観的に診断できることを前提として，除外診断や合併を考えていくようになっている．よって，客観的な身体所見・画像所見から身体疾患であると診断でき，しかもそれだけですべての症状が説明できれば，精神疾患とは診断できない．しかし実際の臨床現場では，その症状の訴えに神経学的な整合性があり，かつ実際にヘルニアが画像的に存在していて

身体疾患と診断したうえで，手術を行いそれが成功したにもかかわらず，傷みそのものは改善しないまたは悪化する場合がある．そこで初めて客観的な所見は無症候性であることが判明する場合もある．このような場合は，身体疾患を専門とする医師と精神疾患を専門とする医師が連携しながら，トライアルアンドエラーを繰り返しながら，治療を継続していくことが必要と思われる．

精神疾患の場合，治療が適切に行われないために，医原性の精神疾患を引き起こす例もある．精神疾患の適切な診断・治療がなされないままに，身体疾患を専門とする医師より，ベンゾジアゼピンなどの抗不安薬や睡眠薬，ペンタゾシンやコデインなどのオピオイド系鎮痛薬の処方がなされ，その結果，物質関連障害として乱用，依存，中毒を引き起こすことがある．

精神疾患総論

以降，痛みの訴えを引き起こしがちな精神疾患である身体症状症，気分障害，パーソナリティー障害，統合失調症，物質関連障害，虚偽性障害・詐病，適応障害等について個々に概説する．本稿の診断基準については，現在精神疾患の診断で最も汎用されている，アメリカ精神医学会による「精神障害の診断と統計の手引き The Diagnostic and Statistical Manual of Mental Disorders-5（DSM-5）」の基準を用いる．

治療法に関して，薬物療法では，統合失調症においては抗精神病薬，中等症以上のうつ病については抗うつ薬が有効であるが，身体症状症やパーソナリティー障害については薬物療法に対する十分なエビデンスがない．精神療法は，広義には患者との治療関係の構築，日常的に行われる小精神療法，認知行動

療法，精神分析療法，バイオフィードバックなどを含むものである．患者との治療関係の構築は，あらゆる精神疾患の治療において，その基盤となるものであり，最も重要である．小精神療法は，患者を受け入れ，支持的に接しつつ，時には現実の理解を促すものであり，環境調整も行う．認知行動療法は，うつ病で効果が認められたところから他の疾患にも広がりつつあり，現在では身体症状症や不安障害にも用いられる．環境調整は，精神的・身体的ストレス要因となる環境を本人が耐えうるレベルまで積極的に調整するもので，最も多く認められる身体症状症では，治療上大きな役割を果たすと考えられる．

精神疾患の診断が身体症状症のみであれば，死亡や自殺のリスクは少なく，医原性の病態を引き起こすことに注意して対応することが望ましい．しかし，自殺リスクの高い精神疾患であるうつ病や統合失調症では，病気の初期に自殺が多いため，特に注意が必要である．主訴が痛みであっても希死念慮について問診を行い，これらの疾患を疑った場合は，速やかに精神科に紹介すべきである．

精神疾患各論

1 身体症状症

身体症状症は若い女性に多く，男性の5〜20倍とされている．「痛み」だけでなく，しびれ，めまい，ふらつき，麻痺・脱力，嘔気・嘔吐，便秘・下痢，尿意・尿閉，短期間の記憶喪失，性的無関心・性機能不全，月経不順・過多，全身倦怠感，不眠など，多数の症状のいずれかを持つ場合が多い．また，痛みの症状は，時期や時間によって，その場所や程度が変化することが多く，他の症状においても同様である．現在訴えている痛みのエピソードのずっと以前からこれらの症状があ

り，学校や仕事に支障があった経歴があることが多く，生活史と症状を詳しく聞く必要がある．また，痛みを含むこれらの症状が悪化する時と，軽減する時がどのような時であるかについても問診を行うとよい．本人自身が気づいていないことも多いため，患者の家族に同席してもらい問診すると，どのような環境要因が症状に関連しているかが同定しやすくなる．

環境要因と本人の個性・能力との相互作用による精神的・身体的なストレスが過剰に持続して起こった時に上記の症状が始まり，ストレスが軽減すると症状が軽減することを見出すことが重要である．本人は，その精神的・身体的なストレス要因に気がついていないか，気がついていても対応して解決できていないことから，過剰なストレスが持続しそれに脳が反応して，身体化した症状となって現れると考えられる．精神療法として，これを本人および家族に説明し，具体的に精神的・身体的なストレス要因を軽減させる環境調整を行うと症状が改善する場合が多い．

ただし，初めは精神的・身体的なストレス要因に相関して，症状が悪化したり軽減することも多いが，慢性化すると精神的・身体的なストレス要因とは関係なく，痛み症状が持続するようになることが多くなる．これは，脳における可塑的な変化が起こり，過剰でない日常的なストレスによっても反応し，痛みが起こることによると考えられている．この場合は，患者や家族への説明と環境調整だけでは不十分であり，認知行動療法やリハビリテーションを積極的に行う必要があると考えられる．

薬物療法，鎮痛薬，外科的療法は，効果が認められないことが多いだけでなく，薬物依存を引き起こす危険性や外科的療法による侵襲のリスクもある．長期間にわたる病歴のある患者は，医原性の病態を引き起こしている

ことも多く，精神疾患に対しては安易に行うべきではないと考えられる．

❷ 気分障害（大うつ病性障害・持続性抑うつ障害）

大うつ病性障害（うつ病（DSM-5）：以下うつ病）は非常にありふれた疾患であり，生涯有病率が約15％，女性では25％にのぼると言われている．抑うつ気分，興味または喜びの喪失がその症状の中心であり，食欲低下，睡眠障害，倦怠感などを伴い，重症の場合は自殺念慮を持つようになる．9つの症状のうち5つ以上が毎日2週間以上続くと，抑うつ病エピソードと診断される．抑うつ病エピソードが認められ，そのエピソードが統合失調症などの精神病性の障害で説明がつかず，躁病エピソード等が過去に存在したことがない場合に，うつ病と診断される．うつ病の診断基準には痛みは含まれていないが，痛みの訴えはうつ病患者において非常によく認められる．うつ病の治療においては，抗うつ薬による薬物療法，認知行動療法などの精神療法，修正型電気けいれん療法（mECT：modified electroconvulsive therapy）などが適応となる．自殺念慮を訴える患者においては，精神科に相談すべきである．

持続性抑うつ障害は，ほぼ一日中持続する抑うつ気分が長期間続く慢性疾患である．その症状の程度はうつ病よりも軽度であり，客観的な症状よりも主観的な症状が目立つ．一部の患者はうつ病に進展するが，主として人格水準の病理が問題になる場合が多い．不安障害，物質乱用，境界性人格障害との合併がよく認められる．治療では，抗うつ薬による薬物療法と精神療法の組み合わせが有効である．併存した精神疾患における治療が優先される場合も多いため，注意を要する．

❸ パーソナリティー障害

パーソナリティー障害とは，文化的な基準から逸脱した主観的体験と行動が青年期から永続的に続き，機能障害や主観的苦痛を生じるものである．その中でも，境界性パーソナリティー障害は，非常に不安的な感情，気分，対人関係が認められる女性に多い疾患である．慢性的な抑うつ・空虚感を持ち，不安定な自己像があり，対人関係において強い依存心と敵意に基づく操作を行い，リストカットなどの反復的な自己破壊行為を繰り返す．そのため，この患者の治療に当たる医師は，強い怒りを感じることが多く，治療上必要とされる中立的な役割を果たすことが困難である．うつ病や持続性抑うつ障害そして物質関連障害を合併することが多い．治療は精神療法が中心である．薬物療法は，易怒性，敵意や時に認められる短期間の精神病性症状に対して抗精神病薬を用い，合併した気分障害に対して抗うつ薬を用いる．

一方，反社会性パーソナリティー障害は，言葉通り他人の権利を無視し侵害するものである．男性に多く認められ，刑務所での有病率は75％にのぼると言われている．虚偽，ずる休み，家出，盗み，喧嘩，不法行為などを行い，それらの行動に対して全く反省の色がなく，良心を欠いているように見える．多くの患者は，身体症状症や多数の身体愁訴を伴い，痛みを訴える場合も多い．うつ病や物質関連障害の合併も多い．治療は精神療法が中心となり，確固たる行動の制限が必要となる．薬物療法は，特に合併した疾患による不安，怒り，抑うつに対して有効であるが，物質関連障害を伴っていることも多く，依存性のあるベンゾジアゼピンなどは特に注意して使用する必要がある．

❹ 統合失調症

統合失調症は，主に思春期から青年期に発症する脳の病気であり，人口の約1％が罹患する頻度の高い精神障害である．その症状としては，陽性症状（実際には存在しない声が聴こえる幻聴や，事実とは異なることを確信

する妄想），陰性症状（活動性が低下し，毎日を無為に過ごす意欲低下や，自らの殻に閉じこもる自閉，感情的な反応が乏しくなる感情鈍麻），そして認知機能障害（全般的な知能や記憶，実行機能等の障害）などが認められる．多くは慢性・再発性の経過をたどり，社会的機能の低下を生じる．統合失調症患者は，痛みを感じにくいことが一般的に知られているが，時に痛みを訴える場合があり，主に体感幻覚や身体に関する妄想によるものであることが多い．体感幻覚は，ただ「筋肉が痛い」と訴えるだけでなく，「筋肉が溶ける，崩れていく」など，奇妙な訴えを伴う．統合失調症の症状による痛みの場合は，抗精神病薬による治療が効果的である．最終的に5〜10%が自殺に至るといわれており，統合失調症を疑ったら速やかに精神科に紹介すべきである．

5 物質関連障害

物質関連障害は，物質依存，乱用，中毒，離脱などからなる．中心的となるものは，物質依存であり，これは脳に変化をもたらす物質への精神的依存と，身体的依存の両方からなっている．物質依存は，その物質に対する耐性を生じ，その物質への持続的な渇望による使用を中止することができずに，社会的・職業的な機能の障害を生じる．日本ではアルコールやニコチン（タバコ）が原因物質として多いが，痛みの治療との関連では，オピオイド系鎮痛薬，抗不安薬（ベンゾジアゼピン），催眠薬などで，医師の処方により特に大きな問題を引き起こすことがある．併存疾患として，反社会性パーソナリティー障害，うつ病，不安症，身体症状症などがよく認められる．物質関連障害そのものに効果的な薬物療法はなく，自助グループやリハビリテーション，精神療法などをその個々人に合わせて組み合わせて用いる．

6 虚偽性障害，詐病

虚偽性障害は，患者は意図的に身体疾患あるいは精神疾患の徴候を引き起こし，現病歴または症状を事実と偽って伝える．このような行動の明らかな目的は，ただ一つ患者の役割を演じることである．たとえその行動が自分で制御できないとしても，計算され意図されたものであれば，自発的なものとみなされる．詐病との違いは，患者の役割を演じることであり，詐病のように「法的責任の回避」「経済的利得」などの外的な動機づけがあるという特徴を持っていない．患者は病院を転々とし，手術を何度も受け，入院場所を探している．患者は常に嘘，裏切り，敵意，軽蔑を引き起こし，医療スタッフの憤りや屈辱感を引き起こす．気分障害，パーソナリティー障害，物質関連障害をしばしば並存する．効果的で有効な治療法はなく，治療は治すことよりも管理することに焦点があてられる．医師が早期にこの障害を認識することにより，患者は多くの苦痛や危険を伴う身体的治療，診断的処置を避けることができる．精神科医と身体疾患の担当医師が連携することにより，医原性の疾患を引き起こすことを避けることが重要である．

詐病は，前述したように症状を作りだす外的要因（保険の支払いを受ける，生活保護を受ける，罪からの回避）となる動機づけがある点で虚偽性障害と区別される．詐病を疑った場合は，十分に客観的な評価を行うべきである．医師が詐病と判断し怒りを感じると，直面化が起こり，医師−患者関係が崩壊する．こうなると，よい医療介入が不可能となり，患者はより防衛的になり，偽りの検証が困難となる．患者は治療よりも代償に関心がある．通常，症状が本物であるかのように集中的な治療を行うと，患者は面目を失うことなく治療に反応し症状を捨てることができるとされる．しかし，身体的治療を行うことによ

り医原性の問題を引き起こす危険性があり，症状を捨てると目的が達せられない場合が多く（生活保護が打ち切られるなど），事態は簡単ではない．最近は，詐病により生活保護を受ける方法や向精神薬を入手して転売する方法についての情報がインターネットなどで公開されており，特に注意を要する．

■7 適応障害

適応障害は，心理社会的ストレス因子に対する短期間の不適応反応であり，ストレス因子が消失すれば速やかに回復する．またその症状の程度は，他の精神疾患の診断基準を満たさない．治療は精神療法が効果的であり，ほとんどの患者は3か月以内に以前の機能まで回復する．

おわりに

慢性の痛みを訴える患者においては，精神疾患が認められることが多い．しかし，主訴が痛みである患者が精神科以外の科を受診した時に，精神医学のトレーニングを受けていない医師が精神疾患の診断を適切に行うことは難しいと思われる．さらに，診断が分から

ないままに，症状のみを手掛かりにして抗うつ薬，抗不安薬，抗精神病薬などを投与することは，その治療が無効であるだけでなく，医原性の問題を引き起こす場合もあり，危険を伴う．また，自殺念慮などが認められる場合には，精神科にて入院治療が必要とされる場合もある．このようなリスクの高い症例に対して専門的な判断を行うことは，専門外の医師には困難であると思われる．よって，精神疾患があることを疑った場合は，できるだけ早い時点で精神科に一度コンサルトすることが最もよいことだと思われる．すなわち，常に身体疾患と精神疾患の合併を念頭において，身体疾患を専門にする医師と精神疾患を専門にする医師が協同して治療にあたることが必要であると思われる．

文献

1) American Psychiatric Association：DMS-5 Diagnostic and statistical manual of mental disorders fifth edition（高橋三郎，大野裕，監訳：DSM-5 精神疾患の分類と診断の手引，医学書院）

2) カプラン臨床精神医学テキスト，DSM-5診断基準の臨床への展開，第三版，監訳：井上令一，四宮滋子，メディカル・サイエンス・インターナショナル

7 慢性疼痛の治療における臨床心理士の役割：心理学と慢性疼痛

Psychology and Chronic Pain : The Role of Clinical Psychologist in the Treatment of Chronic Pain.

ユタ大学医学部麻酔科教授, Division of Pain Medicine　**沖藤晶子**

「私は痛みの治療をしてもらいたくて来ているんですよ．なんでサイコロジストの診察を受けなくてはならないんですか！」

1990年代にピッツバーグ大学のペインセンターでインターンをしていた私は，苛立ちを隠せないでいる患者さんによくこう訊かれたものでした．その度に，心理的要素が慢性疼痛に及ぼす影響などをなるべくわかりやすく話そうとするのですが，「臨床心理の先生＝精神疾患の診断」という思い込みの頑強な壁はなかなか崩しがたいものがありました．

アメリカで臨床心理士として働く為にはまず博士号（Ph.D., Psy.Dなど）を取得し，臨床経験を大学院在学のうちから積み，1～2年ポストドック研修を終えた後にライセンスを取得することになります．ライセンスの基準は州によって少しずつ違うのですが，いずれも国家試験をパスした後に州の試験に合格してその州で心理士として働ける資格が得られるようになっています．

日本との大きな違いはライセンスを持った臨床心理士の診察，治療には健康保険がきく，ということです．アメリカの健康保険は複雑で，公的なものと民間のものがさまざまな形式で存在しており，臨床心理士の仕事への報酬レートもさまざまなのですが，基本的なプロセスは同じです．患者さんを診た後に診断コードと医療処置コード（CPT Code）を記した請求をすることになります．以前には臨床心理士の使えるCPT Codeは，精神障

害の診断コードと共に提出されていました．つまり，慢性疼痛の治療の一環でありながら，精神疾患の診断と治療のための請求をしていたわけです．ですから上記の質問もさもあらん，と言えなくもありません．しかし慢性疾患のマネージメントにおける心理的要素の大切さを表す研究が注目され始めるにつれ，行動医学への理解が深まってきました．2002年にはメンタルヘルスコードとは別に，身体疾患を認知行動的，社会心理的，精神生理学的な観点からアセスメントし，治療するための新しいコードが加わりました（表1）．これによって，慢性疼痛の患者さんに携わる臨床心理士のサービスは，痛みそのものに対する行動医学的なものであるという認識が高まったと言えるでしょう．

慢性疼痛治療における心理学の貢献

痛みという現象は特殊な症例をのぞけば殆どの人が経験することです．しかし痛みを学際的に理解できるようになるまでは長い時間が必要でした．元々痛みは身体的損傷と同一的関係，あるいは直線関係にあるものであると信じられてきました（Biomedical Model：生物医学モデル）．痛みが酷ければ酷いほど潜在する病理の度合いもより深刻であるという前提のもと，病理がはっきりせずに機能障害をともなった慢性疼痛を訴える患者さんは，精神疾患があるか仮病を使っているので

表1　臨床心理的診断，治療に対するCPTコードの例示

	治療の主なターゲット	CPT　コード　例示	
General Clinical Psychology 一般的なメンタルヘルスにかかわる臨床心理	精神疾患（うつ病，全般性不安障害，パニック障害，心的外傷後ストレス障害など）	90791	Psychiatric diagnostic interview without medical services
		90834	Individual psychotherapy, 45 minutes
		96101	Psychological testing, interpretation and reporting per hour by a psychologist
Behavioral Medicine 行動医学	慢性疾患（慢性疼痛，糖尿病，心臓疾患，がん，慢性神経疾患など）	96150	Health & Behavioral Assessment
		96152	Health & Behavior Intervention – Individual
		96155	Health & Behavior Intervention – Family without Patient

はないか，と誤解されたりもしました．しかしリサーチによると病理と痛みの度合いの関係は必ずしも直線関係ではないことがよくわかっています．例えば痛みが皆無の人の30％以上がX線や他のイメージング検査では脊髄円盤になんらかの構造異常がみられ[1-3]，膝の変形性関節症や大転子疼痛症候群の患者さん達のMRI検査結果と痛みの有無，また重症度は必ずしも一致しません[4, 5]．また同じ手術を受けた人が必ずしも同じ度合いの痛みを訴えるというわけではないし，スポーツで大怪我をした人が試合中は痛みを感じなかったといった症例を耳にすることもあります．つまりBiomedical Modelだけでは痛みは説明しきれず，疼痛に対する視野を広げる必要性が，生体心理社会的見解の発祥となり，痛みは生理学的因子，神経的因子，心理学的因子，社会的因子と多くの要素が複雑かつ相互に作用している多元的なものであると理解されるようになったのです[6]．

それでも，いまだに慢性疼痛をBiomedical Modelで捉える人が一般市民だけではなく，臨床医にもかなりみられます．初めに書いた例のような質問をする患者さんや，臨床心理士による治療を拒否したり，自分の痛みが精神疾患や仮病だと誤解されているのではないかと不信感をもつ患者さんもいます．心理学的因子がどう慢性疼痛にかかわってくるのか，また痛みの慢性化が心理的健康にどう影響しているのか，どうしてそういった要因を理解し治療の一環とするべきなのをわかりやすく説明することも臨床心理士の仕事です．ここではどのような経験的証拠が研究結果としてでているかを要約したいと思います．

1 行動心理的要素

1）オペラント条件付け（Operant Conditioning）

オペラント条件付けの定義は，行動の頻度はその行動の直後に起きた，結果の好し（好子）悪し（嫌子）によって変わる，というものです．有名なスキナー博士の実験で，空腹なネズミがバーを押すことで餌が出てくるスキナー箱でバーを押す学習をしていく様子をご覧になった方もいるでしょう．好子出現だけではなく，嫌子消失，例えば電気ショックが停止する，といった場合にも，バーを押す頻度は高まります．前者のように行動が好結果となる場合の学習を正の強化，後者のように行動が嫌なものを取り除く結果となり行動頻度が高まる場合を負の強化と呼びます．双

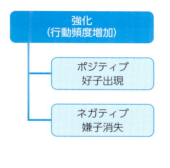
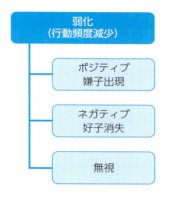

図1 オペラント条件付け学習

方ともに慢性疼痛に深く関わっているものです（図1）．

痛みというのは基本的に内面的な経験でありますが，それを何らかの形で表現することになります．「痛い！」と叫ぶ，足を引きずる，患部を押さえ込む，薬を服用する，といった痛みに関する全ての行動を「痛み行動」とよびます．このコンセプトは1970年代中ごろにワシントン大学の臨床心理学者フォーダイス博士によって広められました．こうした痛み行動は顕在的なものであり，行動強化の対象となる，というものです．例えば，患者さんが夫婦喧嘩をしている間に苛々が募り，患部を押さえて「うーっ」と苦しそうな声を出すといった痛み行動をし，その場にいた家族が「どうしたの，大丈夫？お薬もってきてあげましょう」，と対応したとします．この場合，痛み行動の直後に好子出現（家族の同情的対応，サポート，お薬），嫌子消失（喧嘩終了）と両方の強化作用がありますから，この患者さんの痛み行動がまた出る可能性は高まります．

オペラント条件付けによって頻度が増した痛み行動が痛みそのものを悪化させるかどうか，という点は研究結果がまちまちで，はっきりした結論はまだ出ていません[7, 8]．しかし痛み行動の強化が能力減少，機能障害に結びつくという結果は一貫しているようです．例えば，早期腰痛を訴えた人で防御的痛み行動の多い人は，後に機能障害が慢性的になるという結果がでています[9]．

ここでひとつオペラント条件付けに対するよくある誤解について記したいと思います．オペラント条件付けは意識的な学習ではありません．これこれをすると好い思いをするからまたしよう，といったような明らかなモチベーションを意識した行動とは違います．基本的にオペラント学習はその行動の直後の対応で条件付けられるので，いい結果を期待して意識的に二次的利得を得ようとする行動とは別なものです．オペラントで頻回になった痛み行動は患者さんが意識的に同情をひこうとしているのではない，ということを念頭に置く必要があります．

2）古典的条件付け（Classical Conditioning）

パブロフの犬を使った実験でよく知られている行動学習です．この条件付けにはいくつかの刺激の対提示が必要になります．まずは無条件反射を引き起こす無条件刺激が必要です．パブロフの犬は肉の匂い（無条件刺激）を嗅ぐことで唾液が分泌されます（無条件反応）．中性刺激というのは無条件反応の出ない刺激のことで，この実験ではベルの音でした．ベルが鳴ると肉の匂いがする，こうした

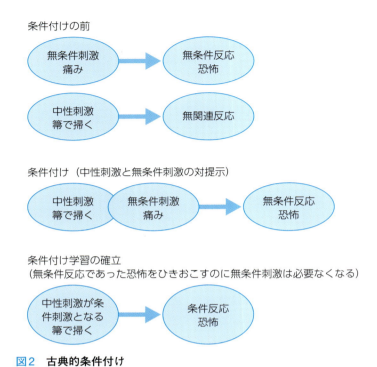

図2　古典的条件付け

　無条件刺激と中性刺激の対提示が繰り返されることで条件付けが確立します．条件付けが確立すると，無条件反応を引き起こすのに無条件刺激はもう必要ありません．元は中性であったはずの刺激が対提示によって条件刺激（ベル）となり，無条件刺激（肉の匂い）が無くとも無条件反応と同じ反応が条件反応（唾液）として起こります．痛みの例を考えてみましょう（図2）．痛みを感じるにあたって，無条件反応のひとつに恐怖心があります．通常，箒で床を掃く際に恐怖反応は無条件にはでてきませんが，条件付けとして，箒で床を掃く度に痛みが増したとしましょう．この条件付けによって，箒で床を掃くという行動が条件刺激となり，実際に痛みがなかったとしても恐怖心を起こす状態になります．
　慢性疼痛でよくあるのは，古典的に条件付けられた行動が二因子理論学習によって機能障害に結びついていく，ということです．恐怖感を伴う事になった床掃除が，今度はオペラント条件付けによってますます回避されるようになります．そうした回避学習が汎化することでますます体を動かさなくなり，行動範囲は狭くなり，あらゆる範囲での機能障害や感情障害が肥大されることになります．また回避行動は次に紹介する認知思考プロセスと相互に作用することで慢性疼痛の悪循環を継続させることになるという回避思考モデル[10]にも繋がっていきます．

2 認知思考プロセス

　ネガティブで不適応な認知思考プロセスと慢性疼痛との親密な関係は，いろいろな研究結果から裏付けられています．たとえば，「痛みは危険シグナルであり体に危害を与えている」と思い込んでいる慢性疼痛の患者さんの痛みのレベルは他の患者さんに比べて重く[11]，健康な人ですら「痛みイコール危険シグナル」と信じている人は疼痛耐性が低くな

ります[12]. また, こういった思い込みを治療で変えていくと, 痛みや機能障害を減少させることができます[13]. 主なパターンを考えてみましょう.

1) 破局視

破局視は慢性疼痛の患者さんによくみられるバイアス思考で, 比較的マイナーなことでも大変な問題であると誇張された解釈をする傾向を指します. 痛みに関して破局視の傾向がある患者さんの機能障害はそうでない患者さんより重く[14], 実験的に誘発された痛みに対して高い感受性を示します[15, 16]. 破局視傾向は脳幹から脊髄へ向かう痛みを抑える下降性疼痛抑制システムにも影響します. 痛みによって痛みを抑制するDNICアプローチを使った実験では, 破局視する傾向の強い人の侵害抑制調節が低下する傾向にあるという結果がでています[17]. fMRI（機能性核磁気共鳴画像診断装置）を使った研究でも破局視傾向のある人は痛みの誘発に対して前頭前皮質の活性化が著長にみられ[18, 19], 破局視は痛みへの予測反応や注意力などを高めることで痛みに対する感受性をも増加させていると示唆しています.

2) コントロール感

個人が痛みとそのマネージメントにどれだけコントロール感があるか, を理解するという点も臨床心理上とても大切なポイントになります. 破局視と同様, 痛みに関してコントロール感の少ない患者さん, 痛みに対して自分は何もできないと信じている患者さんは機能障害が重くなり[20, 21], コントロール感を高める治療は痛みと機能障害をも減少するという結果がでています[22]. fMRI実験では, 同じレベルの侵害刺激を与えられたにもかかわらず, 刺激のレベルを下げることができると信じたグループの神経反応は, コントロールグループに比べて低く[23], 破壊視同様その効果は前頭前皮質に著長です[24].

3) 自己効力感

自己効力感とは, ある状況下において, 持っているスキルや能力を発揮して効果的な対処ができるという自信の認知です. つまり, チャレンジに対して, 「よし, なんとかなる, なんとかすることができるぞ」と信じることができるということです. この自己効力感は痛みのあらゆる関連因子に影響します. 侵害刺激を与える実験では自己効力感の低い人は疼痛許容レベルが低いという結果がでています[25]. また, 慢性疼痛の患者さんの臨床所見にも自己効力感は深く関わっています. 自己効力感の低い患者さんは痛みの評価が高く[26-28], 能力障害のレベルもより重度になります[29, 30]. 痛みと機能レベルは自己効力感によって媒介された関係にあり[31, 32], 一方, 低いレベルの自己効力感を高める治療はよりよい臨床転帰に結びつきます[33].

自己効力感を高めると何故慢性疼痛が改善されるのか. この点については, このコンセプトを1970年代に確立させたバンデューラ博士が興味深い実験をしています[34]. 患者さんを3つのグループに分けて, グループ1は治療を受けず, グループ2はプラセボの錠剤を飲み, グループ3は自己効力感を高める治療を受けました. 治療終了後の侵害刺激実験では, グループ3の疼痛寛容レベルが有意に改善したのに比べて, 他のグループの疼痛寛容レベルは変わりませんでした. しかし, 侵害刺激実験でオピオイド拮抗薬の一種であるナロキソンを与えるとグループ差はなくなりました. つまり, 自己効力感の治療を受けた患者さんが治療後に見せた痛覚感受性の改善は, オピオイド拮抗薬によって無効になったということです. ということは, 自己効力感を高めることで慢性疼痛が改善する裏には内因性オピオイドシステムが関わっているという推論が成り立ちます.

数々の実験が示しているように, 認知的要

素が慢性疼痛に与える影響は心理的なものに留まらず，神経生理的な部分に深く関与しています．心理的療法を行うということは気分転換をするといった表面的なことだけではなく，痛感の神経調節そのものを変えていく治療なのだ，ということを患者さんによく理解してもらえるように，臨床心理士が説明することが大切です．行動医学というものが慢性疾患にどう効果をあげるのかを，患者さんのみならず，他の臨床医，臨床士の方々さらには一般市民によく理解してもらえるように努力することも，臨床心理士の大切な仕事の一つといえるでしょう．

痛みの臨床心理療法

臨床心理療法のテクニックにはいろいろなものがあります．この項ではテクニックそのものに注目するというよりは，心理学的概念からどういった治療法が慢性疼痛の患者さんに使われているのか，という点について記したいと思います．

1 行動学的療法

1) オペラント式療法

オペラントで学習されたと思われる不適切な行動を調節するには，オペラント式の消去を行います．その際，患者さんや親しい人達の理解と協力が不可欠です．オペラント学習のメカニズムを説明し，どうしてそういった痛み行動が慢性疼痛を継続させる一因になっているのかを理解させることが治療の第一歩となります．その際，不適切な痛み行動が患者さん本人や周りの人の責任であるといった罪悪感を持ったり，非難されているような気分になる人もいます．痛み行動が二次的利得を意図的に得ようとするものではないということ，オペラント学習がいかに日常にあるか，といった例を挙げることで，先入観に囚

われない治療方針を組み立てていくことが大切です．理解を得られた後に徹底した行動分析を行い，特定の痛み行動とそれに対する強化対応のパターンを明確にして対策を立てていきます．一般的には痛み行動に対して特別なサポートを与えない，しなくてはいけないこと（学校へ行くなど）を避けることはしない，といった「痛み行動を強化しない」という項目がメインになります．「痛いと泣いている人を無視するなんて可哀想でできません」という家族もいるかもしれません．そうした場合には強化の代わりになる適切な対応を考えてみることで，強化のサイクルを断ち切ることができます．

オペラント療法は，実は患者さん側だけに行うものではありません．患者さんの痛み行動の強化は医療関係者によって行われていることも多いのです．慢性疼痛の患者さんの非言語的痛み行動は，オピオイドの処方の実践にかなりの影響を与えています[35]．医師だけではなく，受付，看護師，理学療法士，慢性疼痛のケアに関わっている全員が，オペラント条件付けで痛み行動を強化したり，消失できる立場にあります．電話の対応，診察室への案内など，あらゆるシチュエーションでオペラント条件付けは成り立ちます．痛み行動にはどういった対応をすれば治療効果があがるのか，といったことをクリニック内に浸透させるために，臨床心理士がリーダーシップをとる必要があるでしょう．

2) 曝露療法・エクスポージャー セラピー（exposure therapy）

古典的条件付け，オペラント条件付けで長いこと根付いてしまった行動回避傾向のための治療法です．行動心理学の理論に基づき，条件反応の出ない状況で条件刺激と直面させることによって，条件付けを消失させるといった方法です．どういったルートで刺激と直面するかという方法には4種類あり（表2），

表2　エクスポージャー セラピーの種類

エクスポージャーのルート	例
In Vivo Exposure 現実的に恐れているそのものへの直面	・床掃除 ・ストレッチング
Imagery 心的イメージを使っての直面	・職場での主張 ・公衆の場でのスピーチ
Intraceptive 体内からくる感覚を使っての直面	・過呼吸 ・頻脈
Virtual Reality 仮想現実を使っての直面	・トラウマ状況（戦場など） ・狭所恐怖症の人の為のエレベーター操作など

どういったやり方が実現可能で効果的かはケースバイケースになるでしょう．回避行動の治療であれば，*In Vivo*，つまり実体験でその行動そのものを経験させる，といった方法が多いようです．この場合，やはり徹底した行動分析を行い，回避行動のヒエラルキーを作っていきます．その際に，一つ一つの回避行動への恐怖心の度合い（主観的不快指数・Subjective Unit of Distress：SUD）を0から100のユニットで付けていきます．ヒエラルキーができたら，SUDの少ない行動から始め，SUDが減少するまで繰り返していきます．SUDが下がったら次の行動へ移り，SUDがまた下がるまで繰り返していきます．

ヨーロッパで行われた臨床研究では，予備的ではありますがこの治療法が目覚ましい結果を出しています[36, 37]．治療が難しいとされる複合性局所疼痛症候群（CRPS）の患者さん8人の場合，主観的症状が改善したばかりではなく，知覚過敏，皮膚温の左右差，皮膚色の変化や浮腫などの症状が，治療後6か月後の検査では8人共治癒していたという結果が発表されています[38]．最近発表された無比較トライアル[39]，ランダム比較トライアル[40]でも，エクスポージャーセラピーはCRPSの治療に安全で有効であるという結果がでています．

2 認知行動的療法

認知行動療法は慢性疼痛を生体心理社会的な疾患であると捉え，認知心理学と行動心理学的な視点から慢性疼痛の治療にあたります．治療といっても，完全治癒よりも，マネージメントを目的としたアプローチで，一般的にストレスマネージメントのフレームを使います．認知行動療法的なテクニックは沢山ありますが，テクニックをマニュアル化して画一的な療法としては個別化医療の精神に反しますし，効果的な結果は得られないと思います．従ってここでは総括的なマネージメントの概念を説明していきます．

まず認知行動療法を行ううえで大切なのは，患者さん治療にコンセプトを理解していただく，ということです．ストレスと疼痛との関連性，どうしてストレスマネージメントが痛みのマネージメントに繋がるのか，という点を理解し，両方に同意していただけるように詳しくわかりやすく説明します．ストレスマネージメントではターゲット分野を3つに分け（表3），一つひとつの分野での問題点をリストアップして個人のストレスのパターンを理解したうえで，それに合った治療を行います．

1）ストレッサー（要因）の調整

痛みの原因であるストレッサーを調整する

表3 Stress Process と 認知行動療法テクニックの例

	Stressor ストレス要因	Stress Process	Stress Response ストレス反応
症状例	● 通勤 ● 特定の人間関係 ● 締め切り ● 試験 ● 理学療法	● 破局視傾向 ● コントロール感が低い ● 完璧主義 ● 白黒思考 ● 邪推傾向	● 苛々 ● パニック ● 筋肉痛 ● 頭痛 ● 不眠 ● 疲労 ● 注意散漫 ● 抑うつ的反すう
治療テクニック例	● タイムマネージメント ● コミュニケーショントレーニング ● 刺激制限療法 ● 動機付け面接	● 認知再構成法	● リラクセーション ● マインドフルネス ● エクスポージャー ● 呼吸法

注：治療テクニックはひとつの分野だけに使われるのではなく，用途はかなり重複します．表はわかりやすく
するために簡略化したものです．

ことでストレス反応を緩和するのは，刺激統制の方法のひとつです．勿論すべてのストレッサーが簡単に調整できるとは限りませんが，リストアップすることで調整が可能なストレッサーを明確にすることができます．例えば，常に仕事や宿題を時間内に終えることができないことがプレッシャーになっている，という場合は，タイムマネージメントの訓練を患者さんに受けてもらうことでストレッサーの調整がしやすくなります．また対人関係がうまくいかずに負担になっている場合には，コミュニケーショントレーニングが必要になるかもしれません．ストレッサーによっては，他の専門職や社会福祉施設への相談も必要になってくるかもしれません．例えばDV（家庭内暴力）で苦しんでいる，家族の病気や介護で疲れている，仕事が決まらず経済的破綻を心配している，といったストレッサーは，ペインセンターの中の治療だけでは改善していくことは不可能です．いろいろなリソースを活用できるように方向付けてあげることも大切です．

2) ストレス反応の調整

人生にはストレスはつきものであり，どれだけ努力してもストレッサーを完全に排除することは不可能です．ですから，ストレス反応が起きたときにどうするか，という対処法が大切になってきます．ストレス反応は千差万別です．患者さんAはパニック症状的な反応で過呼吸や動悸がして入眠が難しくなり，患者さんBはストレスに関する問題点に執着し他のことができなくなる．また，患者さんCは痛みのせいで何もできないと苛々し，周りの人に当たって人間関係が難しくなっている，といった具合で，"One size fit all"ではありません．セラピープランの例とすれば，Aさんにはリラクセーションセラピーで自律神経の調整をし，Intraceptiveエクスポージャー（パニックなどに伴う身体的な症状を意図的に誘発することによるエクスポージャー）でパニック症状への耐性を作っていく．Bさんには注意力トレーニングやマインドフルネス低減法を用いて，反芻思考によるストレスの雪だるま式増加を防ぐとともに，生産的な注意力の使い方を養う．そしてCさんにはアクセプタンス＆コミットメント（ACT）療法（認知行動療法の一種．痛みに伴う困難なことなどを否定せず受け入れた上

で, 患者さんの価値観に添った機能改善をめざす療法)的アプローチで, 人生で何が重要かという価値を明確にし, 痛みがあるということを受け止めたうえで, 「痛みイコール動けない」ではなく, その価値に添った行動をするにはどうしたらいいのかを模索していくなどが挙げられます.

ACTには脱フュージョンというテクニックがあります. 認知フュージョンは負の感情に駆動された思考がそのまま事実そのものである, と固定化してしまうことをいいます. 例えば, 子どもと公園に行って楽しもうと思っていたのに外へ出たとたんに腰痛が酷くなったとします. がっかりするのと同時に, 「いつも何か楽しもうとするとこうだ. 私の疼痛が良くなることなどなく, もう人生に何の楽しみもない」といった感想を持つことは決して理解できないことではありません. しかしこうした思考が疼痛状態や適応機能に悪影響を与えるのは確かです. そこで, 脱フュージョンを使って, この思考から一歩引く練習をします. 例えば「『もう人生に何の楽しみもない』って思ったりしちゃった」とフレーズを付け加えることで, これは単に自分の考えであるということを明確にし, 負の意見の絶対性を減少させていくことができます.

3) ストレス認知プロセスの調整

ここでは認知再構成法が基本になります. 第一のステップは患者さんに自動思考のコンセプトを理解してもらうことです. 自動思考は誰にでもあることで, そのお陰で無駄な認知資源を使うことなく生活の効率がよくなっているわけです. しかし自動思考が悪い方向に働く場合もあります. 例えば, 大切な会議に遅刻しそうになったとします. 多くの人が焦りを覚えると思いますが, このケースでの自動思考にはどのようなものがあるでしょうか. 「もう自分の意見は聞いてもらえないに

違いない」と思うのと, 「少し時間をもらうか, 後でメールして参加者に意見を伝えなくては」と思うのとでは, ストレス反応はかなり違ってくるでしょう.

認知再構成法では自動反応の良し悪しではなく, 自分の思考傾向がどういった結果を産むのかを理解し, どうしたらよりストレスマネージメントに役立つ自動思考に変えていけるのかというオプションを探求していきます. マニュアル化された認知療法では, 患者さんの認知プロセスをゆがみの項目に当てはめるやりかたが多いようですが, 認知プロセスは, 個人それぞれユニークなもので, 必ずしも既存の項目に当てはめられない場合もあります. また思考プロセスは患者さんの個性, 人間性の一部ですから, ゆがんでいるから是が非でも変えなければならないと強制するのではなく, 本当にそれでいいのか, 患者さん自身が判断できる環境を治療の中ではぐくむことが必要です.

学際的ケアチーム内での役割

慢性疼痛患者の臨床心理療法は, チーム医療の一環として行われることが多いと思います. チームはクリニックによってさまざまでしょうが, 医師, 看護師, 理学療法士, 臨床心理士が基本メンバーで, その他職業訓練士, 薬剤師 (あるいは薬学の専門家), レクリエーションセラピスト, ソーシャルワーカー, 栄養士などが加わる場合もあります. こうしたチームの中での臨床心理士の役割というのはどういったものかについて考えてみたいと思います.

■ 患者とチームの接点となる

学際的ペインケアでの治療は, 最終目的として症状のマネージメントと機能改善に焦点を当てます. 対して来院される患者側さんと

しては「何とか痛みをなくしてほしい」といった期待をもっている人が少なくありません．治療する側とされる側の期待項目がずれていると，決して良い治療結果は出てきません．臨床心理アセスメントの中で，患者さんの来院の目的は何か，期待は現実的で可能なものか，また，チームの治療方針と合致するものか，細かく話し合う必要があります．特に非現実的な期待感（夏までに痛みをゼロにして欲しいなど）を持った患者さんにはそういった期待感を却下するのではなく，時間をかけて治療目的を話し合っていくべきです．また，非現実的な期待をもつ裏には何かしらの心理的因子が存在しますから，それを理解したうえで，学際的治療にどう組み込んでいくかといった点をチームにアドバイスすることも大切です．

② 心理学以外の痛み管理の治療法への理解

　学際的ケアは心理的要素が多く取り入れられていますので，臨床心理士のしっかりしたリーダーシップが必要です．その為には心理学以外の疼痛のメカニズムや治療法にも馴染んでおくことが大切です．よく使われる薬剤，神経ブロックなどの治療介入，理学療法など，チームケアをしていれば，"門前の小僧"である程度の理解力はついてくると思います．そのうえに，そういった手法の良し悪しなどの臨床的見解や実験結果など，文献である程度の知識を持つことが望ましいと思います．総括的な理解力を持つことで患者さんからの信頼度も高まり，チーム内のスムーズなコミュニケーションにも繋がります．また，副作用が行動や心理におよぶものも多いので，そういった点を把握していることでケアの充実も図れます．

③ チームメンバーへのアドバイスと教育

　リーダーシップの一環として，チームメンバーへのアドバイスと教育があります．痛みの心理学というのはどういったものか，といった一般的なものから，患者さん個人の心理的要素をベースに，どういった対人スタイルがより効果的であるか，といった特殊なものまで，さまざまなニーズに取り組むのも臨床心理士の役目です．

　先にも触れたように，病理のわかりづらい慢性疼痛は，いろいろな偏見やバイアスを促進することがあります．「"本当の"病気ではない」，「精神疾患ではないか？」，「働きたくないから仮病を使っているのではないか？」など，痛み行動を単なる大げさな誇張癖と決めつけるといった誤解は珍しいものではありません．しかし，こうした誤解は治療の効果を下げるだけではなく，患者さんに無意味で必要のない不快感や感情的苦痛を与えるものです．こうしたことが起こらないように，臨床チームやクリニックのスタッフに痛みの基礎心理学をわかりやすく説明するのも大切な役目です．また，心理学の概念を医学に応用することで，医師やその他の臨床スタッフでは難しい患者さんへの対応がスムーズになり，チーム治療の効率も上がります．患者さんの長所短所，得意不得意，どういったことでストレス反応が起きるか，といった臨床心理アセスメントから得た知識を共有することで，他のチームメンバーも治療方針が立てやすくなります．

最後に：臨床心理療法はオートクチュールで

「患者さん，不安症だし緊張しすぎているから，リラックス療法をお願いします」

「薬物療法の効き目も今ひとつだし，マインドフルネス療法をお願いします」

　こういった依頼を受けることは多々あります．臨床心理士とは"○○療法"をする専門

家，といったイメージがあるのでしょう．論文や一般メディアの「マインドフルネス療法は慢性疼痛に効果的！」といった記事もこうした依頼につながるのかもしれません．しかし，臨床心理士の仕事は，依頼された療法をただ盲目的に行うことではありません．綿密なアセスメントによって，どういった心理的要素が患者さんの疼痛やQOLに影響しているのか，何を変えれば患者さんの痛みや機能障害を改善することができるのか，そのためにはどういった治療をするべきなのか，といったプランを立てることが，むしろ最初の一歩であるべきです．

　確かに心理療法のスキルをマスターすることは大事です．しかしそのスキルをレシピに従うごとくに「疼痛にはこの療法！」と押しつけるやり方では，個々の患者さんのユニークなニーズに応えられず，せっかくの治療が無駄になることもあります．体に合わない既製服を，患者さんに無理矢理着せるようなものです．個人差の激しい慢性疼痛の心理療法は，プレタポルテ式ではうまくいきません．オートクチュール的態度で臨むことが望ましいのです．

　ここで考えてみましょう．Biomedical Modelでは，診断が治療に直線的に結びつくことで，効率のよい医療が実践されることになります．化膿には抗生物質，花粉症には抗ヒスタミン薬，逆流性食道炎にはプロトンポンプ阻害薬など，私たちの日常でもよく経験する診断と治療の直結は，疾患のメカニズムと治療のメカニズムが合致することで効能が期待されるわけです．対して慢性疼痛と心理療法の場合はどうでしょうか．前述のとおり，慢性疼痛に関わる心理的因子は多々あり，生物心理社会的モデルによれば，そういった心理的因子が神経生理的な因子や社会的な要素と複雑な相互関係を結んでいるわけで，慢性疼痛という診断だけでは患者さん個

人のユニークなメカニズムを伺うことはできません．慢性疼痛の生物心理社会的モデルは痛みの統括的なものを示すのではなく，個人にあったケアをするためのガイダンスであると捉えていくのが正解なのです．

　慢性疼痛の患者さんの心理アセスメントには，生検や血液検査による客観的なバイオマーカーがあるわけではありません．患者さんの主観的な言動から臨床心理士がケースを概念化し，ターゲットになる心理的因子に対してどのような治療テクニックを行うかといったプランを立てていきます．一種の仮説検証で，治療法を"独立変数"，ターゲット因子を"従属変数"と考えた"実験"を実施し，効果がない場合はまた次の仮説を立てていくのです．一人ひとりの患者さんに合わせて，あらゆるテクニックを応用し，組み合わせて実施することで，柔軟で適合性の高い治療を行うことができると考えます．

引用文献

1) Borenstein DG, O'Mara JW Jr, Boden SD, Lauerman WC, Jacobson A, Platenberg C, Schellinger D, Wiesel SW：The value of magnetic resonance imaging of the lumbar spine to predict low-back pain in asymptomatic subjects：a seven-year follow-up study. J. Bone Joint Surg. Am. 2001, 83-A(9), 1306-1311.

2) Carragee EJ, Alamin TF, Miller JL, Carragee JM：Discographic, MRI and psychosocial determinants of low back pain disability and remission：a prospective study in subjects with benign persistent back pain. Spine J. 2005, 5(1), 24-35.

3) Jarvik JG, Hollingworth W, Heagerty PJ, Haynor DR, Boyko EJ, Deyo RA：Three-year incidence of low back pain in an initially asymptomatic cohort：clinical and imaging risk factors. Spine(Phila. Pa 1976). 2005, 30(13), 1541-1548；discussion 9.

4) Link TM, Steinbach LS, Ghosh S, Ries M, Lu Y, Lane N, Majumdar S：Osteoarthritis：MR imaging findings in different stages of disease and correlation with clinical findings. Radiology. 2003, 226(2), 373-381.

5) Blankenbaker DG, Ullrick SR, Davis KW, De Smet AA, Haaland B, Fine JP : Correlation of MRI findings with clinical findings of trochanteric pain syndrome. Skeletal Radiol. 2008, 37 (10), 903-909.

6) Flor H, Turk DC : Chronic Pain : An Integrated Biobehavioral Approach. Seattle, WA : IASP Press. 2011, 7) Buitenhuis J, de Jong PJ, Jaspers JP, Groothoff JW. Catastrophizing and causal beliefs in whiplash. Spine(Phila Pa 1976). 2008, 33(22), 2427-2433 ; discussion 34.

7) Becker S, Kleinbohl D, Klossika I, Holzl R : Operant conditioning of enhanced pain sensitivity by heat-pain titration. Pain. 2008, 140(1), 104-114.

8) Kunz M, Rainville P, Lautenbacher S : Operant conditioning of facial displays of pain. Psychosom. Med. 2011, 73(5), 422-431.

9) Prkachin KM, Schultz IZ, Hughes E : Pain behavior and the development of pain-related disability : the importance of guarding. Clin. J. Pain. 2007, 23(3), 270-277.

10) Vlaeyen JW, Linton SJ : Fear-avoidance and its consequences in chronic musculoskeletal pain : a state of the art. Pain. 2000, 85(3), 317-332.

11) Turner JA, Jensen MP, Romano JM : Do beliefs, coping, and catastrophizing independently predict functioning in patients with chronic pain? Pain. 2000, 85(1-2), 115-125.

12) Jackson T, Pope L, Nagasaka T, Fritch A, Iezzi T, Chen H : The impact of threatening information about pain on coping and pain tolerance. Br. J. Health Psychol. 2005, 10(Pt 3), 441-451.

13) Nieto R, Raichle KA, Jensen MP, Miro J : Changes in Pain-Related Beliefs, Coping, and Catastrophizing Predict Changes in Pain Intensity, Pain Interference, and Psychological Functioning in Individuals With Myotonic Muscular Dystrophy and Facioscapulohumeral Dystrophy. Clin. J. Pain. 2012, 28(1), 47-54.

14) Arnow BA, Blasey CM, Constantino MJ, Robinson R, Hunkeler E, Lee J, Fireman B, Khaylis A, Feiner L, Hayward C : Catastrophizing, depression and pain-related disability. Gen. Hosp. Psychiatry. 2011, 33(2), 150-156.

15) Somers TJ, Keefe FJ, Carson JW, Pells JJ, Lacaille L : Pain catastrophizing in borderline morbidly obese and morbidly obese individuals with osteoarthritic knee pain. Pain Res. Manag. 2008, 13(5), 401-406.

16) Sterling M, Hodkinson E, Pettiford C, Souvlis T,

Curatolo M : Psychologic factors are related to some sensory pain thresholds but not nociceptive flexion reflex threshold in chronic whiplash. Clin. J. Pain. 2008, 24(2), 124-130.

17) Weissman-Fogel I, Sprecher E, Pud D : Effects of catastrophizing on pain perception and pain modulation. Exp. Brain Res. 2008, 186(1), 79-85.

18) Seminowicz DA, Davis KD : Cortical responses to pain in healthy individuals depends on pain catastrophizing. Pain. 2006, 120(3), 297-306.

19) Gracely RH, Geisser ME, Giesecke T, Grant MA, Petzke F, Williams DA, Clauw DJ : Pain catastrophizing and neural responses to pain among persons with fibromyalgia. Brain. 2004, 127(Pt 4), 835-843.

20) Samwel HJ, Kraaimaat FW, Crul BJ, Evers AW : The role of fearavoidance and helplessness in explaining functional disability in chronic pain : a prospective study. Int. J. Behav. Med. 2007, 14(4), 237-241.

21) Keefe FJ, Rumble ME, Scipio CD, Giordano LA, Perri LM : Psychological aspects of persistent pain : current state of the science. J. Pain. 2004, 5(4), 195-211.

22) Jensen MP, Turner JA, Romano JM : Changes after multidisciplinary pain treatment in patient pain beliefs and coping are associated with concurrent changes in patient functioning. Pain. 2007, 131(1-2), 38-47.

23) Salomons TV, Johnstone T, Backonja MM, Davidson RJ : Perceived controllability modulates the neural response to pain. J. Neurosci. 2004, 24(32), 7199-7203.

24) Salomons TV, Johnstone T, Backonja MM, Shackman AJ, Davidson RJ : Individual differences in the effects of perceived controllability on pain perception : critical role of the prefrontal cortex. J. Cogn. Neurosci. 2007, 19(6), 993-1003.

25) Dolce JJ, Doleys DM, Raczynski JM, Lossie J, Poole L, Smith M : The role of self-efficacy expectancies in the prediction of pain tolerance. Pain. 1986, 27(2), 261-272.

26) Buckelew SP, Murray SE, Hewett JE, Johnson J, Huyser B : Selfefficacy, pain, and physical activity among fibromyalgia subjects. Arthritis Care Res. 1995, 8(1), 43-50.

27) Chong GS, Cogan D, Randolph P, Racz G : Chronic pain and self-efficacy : the effects of age, sex, and chronicity. Pain Pract. 2001, 1 (4), 338-343.

28) Stewart MW, Knight RG : Coping strategies

and affect in rheumatoid and psoriatic arthritis. Relationship to pain and disability. Arthritis Care Res. 1991, 4(3), 116-122.

29) Benyon K, Hill S, Zadurian N, Mallen C : Coping strategies and selfefficacy as predictors of outcome in osteoarthritis : a systematic review. Musculoskeletal Care. 2010, 8(4), 224-236.

30) Sarda J Jr, Nicholas MK, Asghari A, Pimenta CA : The contribution of self-efficacy and depression to disability and work status in chronic pain patients : a comparison between Australian and Brazilian samples. Eur. J. Pain. 2009, 13(2), 189-195.

31) Arnstein P : The mediation of disability by self efficacy in different samples of chronic pain patients. Disabil. Rehabil. 2000, 22(17), 794-801.

32) Arnstein P, Caudill M, Mandle CL, Norris A, Beasley R : Self efficacy as a mediator of the relationship between pain intensity, disability and depression in chronic pain patients. Pain. 1999, 80(3), 483-491.

33) Kores RC, Murphy WD, Rosenthal TL, Elias DB, North WC : Predicting outcome of chronic pain treatment via a modified self-efficacy scale. Behav. Res. Ther. 1990, 28(2), 165-169.

34) Bandura A, O'Leary A, Taylor CB, Gauthier J, Gossard D : Perceived self-efficacy and pain control : opioid and nonopioid mechanisms. J. Pers. Soc. Psychol. 1987, 53(3), 563-571.

35) Turk DC, Okifuji A : What factors affect physicians' decisions to prescribe opioids for chronic noncancer pain patients? Clin. J. Pain. 1997, 13(4), 330-336.

36) de Jong JR, Vangronsveld K, Peters ML, Goossens ME, Onghena P, Bulte I, Vlaeyen JW : Reduction of pain-related fear and disability in post-traumatic neck pain : a replicated single-case experimental study of exposure in vivo. J. Pain. 2008, 9(12), 1123-1134.

37) de Jong JR, Vlaeyen JW, Onghena P, Goossens ME, Geilen M, Mulder H : Fear of movement/(re)injury in chronic low back pain : education or exposure in vivo as mediator to fear reduction? Clin. J. Pain. 2005, 21(1), 9-17 ; discussion 69-72.

38) de Jong JR, Vlaeyen JW, Onghena P, Cuypers C, den Hollander M, Ruijgrok J : Reduction of pain-related fear in complex regional pain syndrome type I : the application of graded exposure in vivo. Pain. 2005, 116(3), 264-275.

39) van de Meent H, Oerlemans M, Bruggeman A, Klomp F, van Dongen R, Oostendorp R, Frölke JP : Safety of "pain exposure" physical therapy in patients with complex regional pain syndrome type 1. Pain. 2011, 152(6), 1431-1438.

40) den Hollander M, Goossens M, de Jong J, Ruijgrok J, Oosterhof J, Onghena P, Smeets R, Vlaeyen JWS : Expose or protect? A randomized controlled trial of exposure in vivo vs pain-contingent treatment as usual in patients with complex regional pain syndrome type 1. Pain. 2016, 157(10), 2318-2329.

難治性神経障害性疼痛に対する反復経頭蓋磁気刺激療法(rTMS)

Repetitive transcranial magnetic stimulation（rTMS）for intractable neuropathic pain.

大阪大学大学院医学系研究科　脳神経機能再生学　特任教授　**齋藤洋一**

はじめに

　難治性疼痛，主に神経障害性疼痛に対して大脳運動野電気刺激療法（EMCS：electrical motor cortex stimulation）が保険適応になっているが，開頭術を必要とし，手術を受けることをためらう患者がいる．また，除痛効果があっても感染などの合併症により，抜去に至る患者もいる．

　一方，1985年英国のBakerは経頭蓋磁気刺激（TMS：transcranial magnetic stimulation）を開発し，非侵襲的に大脳刺激ができることを示した[1]．TMSは脳機能の解明，中枢神経系の障害の評価に用いられ，日本においても検査機器として保険適応となっている．難治性神経障害性疼痛（InNP）を含めた神経難病の治療においては，非侵襲法である反復経頭蓋磁気刺激（rTMS：repetitive transcranial magnetic stimulation）が2000年頃に登場して注目を集め，さまざまな神経疾患に応用されている[2]．米国食品医薬品局（FDA）が2008年，2013年にrTMSの2機種に対してそれぞれうつ病治療の認可を行い，その後も同様の機器に認可をしている．日本においては，パーキンソン病とInNPに対して日本で開発されたrTMS機器による治験が実施されている．疼痛に対しては，欧州でdeepTMS，NexstimがCEマークを取得しており，欧州からのガイドラインでは，疼痛治療としての高頻度rTMSはレベルAとされている[2]．rTMSの副作用としては痙攣発作が代表的であるが，実際にrTMSによって痙攣発作を引き起こす危険性は非常に低い[3]．刺激条件にもよるが，てんかんの患者にrTMSを施行しても痙攣発作をおこすことは稀である．大阪大学では安静時運動閾値の100％以下でしか刺激していないので，400例以上施行して，まだ痙攣発作を起こしたことがない．しかし，MRI検査と同様，体に金属が入っている患者，心臓ペースメーカーが入っている患者，妊婦，小児，失神を繰り返す傾向や脳神経外科処置を受けたことがある患者などに対しては，禁忌または注意が必要である．2001年にWassermannらが安全性のガイドライン[3]を出版し，2009年にRossiらが改訂を行ったが，世界的にもrTMSには重大な有害事象がなく，安全性の高いものであることが証明されつつあると考えられる[4]．しかしながら，使用に際してはこの安全性に関するガイドラインに沿うことが望ましい．

　EMCSは，1990年に日本で見出されて世界に広まった治療法である．その除痛のメカニズムは完全には明らかにされていないが，一次運動野（M1）を刺激することで視床，帯状回，前頭葉眼窩面，脳幹などが賦活化され，疼痛の情動面に作用する．また疼痛閾値を上げて包括的に除痛するのでないかと機能的画像研究で推定されている．このEMCSの非侵襲的手法がrTMSであると言ってよい．rTMSの除痛効果は，コクラン・レ

ビュー，欧州ガイドラインでも認められている．しかし効果は一時的であり，レスポンダーの割合は20〜50％である．レスポンダーの患者（効果の認められる患者）を特定し，繰り返しrTMS治療を行えば，非侵襲かつ効果的な治療となりえる．大阪大学では，在宅で簡便にrTMSを繰り返すシステムの開発を進めており，2015年12月，医師主導治験を開始した．

反復経頭蓋磁気刺激療法（rTMS）とは

1 rTMsによる除痛のための刺激のターゲット部位（図1）

難治性疼痛に対する脳刺激療法としては，脳深部刺激療法が1980年代から施行されてきた．刺激部位としては視床の後腹外側核が代表的である．幻肢痛などの末梢性神経障害性疼痛においての成功例報告が多い[5]が，中脳灰白質[6]，内包刺激[7]の有効例の報告もある．しかし治療効果は明確でないため，FDAは認可をしていない．一方，1980年代にスタートした脊髄硬膜外電気刺激療法（SCS）は侵襲性が高くはないが，脊椎手術後疼痛症候群（failed back surgery syndrome）などに有効性が見いだされ，機器は改良を重ねて進化を続けている．SCSは機器の埋め込みを必要とするが，一部の難治性神経因性疼痛（InNP）の患者に受け入れられて日本でも保険適応となっており，毎年多数のSCSの埋め込みが施行されている．末梢神経刺激という手法も除痛効果があることが知られるが，SCSで馬尾を刺激するのも末梢神経刺激であり，顔面痛に対して，三叉神経末梢に電極を留置する報告もある．

1990年，Tsubokawa, Katayamaら はM1の電気刺激（EMCS：electrical motor cortex stimulation）が中枢性脳卒中後疼痛を改善さ

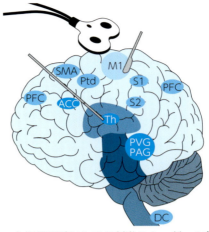

図1 中枢神経系における刺激のターゲット部位
脳深部刺激療法：視床感覚中継核（Th），第4脳室周囲灰白質（PVG），中脳周囲灰白質（PAG），前帯状回（ACC），大脳運動野電気刺激：一次運動野（M1），反復経頭蓋磁気刺激：一次運動野（M1），前頭前野（PFC），補足運動野（SMA），前運動野（PM），一次感覚野（S1），二次感覚野（S2），脊髄刺激：後索（DC）

せることを偶然に見出した[8]．その後，EMCSは幻肢痛[9]など末梢性も含めたInNP全般に有効性が報告され，世界にEMCS治療は広まっていった．EMCSの有効性では大規模二重盲検試験などは存在しないが，奏効率は50％程度と考えられていた[10]．

ところで，EMCSでは倫理的問題から，開頭のうえ大脳のさまざまな部位を刺激して効果を比較検討することは困難である．一方，非侵襲なrTMSによる刺激においては，大脳の想定される有効部位を刺激して，効果を比較することが可能である．そこで，Hirayamaらはリアルタイムにコイルの位置と脳表に対するコイルの角度のモニターを可能とする光学式ナビゲーションシステムBrainsight Frameless Navigation system®（Rogue Research Inc, Montreal, Canada）を使用して，大脳皮質の主要な部位を刺激してみることを考えた．具体的には，M1，一次感覚野（S1），前運動野，補足運動野である．Hirayamaらは患者をベッドに仰臥位とし，頭部顔面は熱可

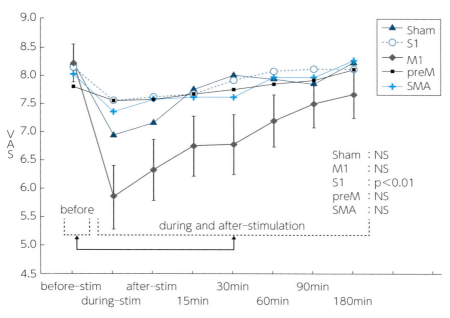

図2 刺激部位別除痛効果
一次運動野（M1），補足運動野（SMA），前運動野（PM），一次感覚野（S1）および偽刺激（Sham）をランダムに施行したところ，M1刺激のみが，刺激後3時間に渡って有意な除痛効果を示した．

塑性樹脂製のメッシュ状シェルで固定している．刺激部位をナビゲーション上の各個人のMRI上で確認し刺激する．麻痺が強く運動誘発電位（MEP：motor evokedpotential）の誘発が困難である患者などでは，ナビゲーションを使用することで，MEP誘発が困難な領域であっても正確にM1を同定できることから，ナビゲーションはInNPに対するrTMSにおいて，必要不可欠なツールであると考えられる．我々は，上記のナビゲーション装置を用いて，同一のInNP患者で，M1，S1，補足運動野，前運動野をrTMSで刺激を行い，M1のみが有意に除痛可能であるという結果を得た（図2）[11]．つまり偶然に見出されたM1刺激は，他の主要な大脳皮質の刺激と比べて，除痛効果が有意に認められることが示された．またS1とM1もナビゲーションと8の字コイルで刺激を使い分けることが可能であることも示された．

一般的には疼痛治療目的のrTMSのターゲット部位は，背外側前頭前野（DLPFC）またはM1が選択される．米国では，うつ病と同様のターゲットであるDLPFCを刺激して，InNP，術後痛において除痛効果を報告している．最近では線維筋痛症においてもDLPFC刺激の有効性が報告されている[12]．一方，M1といっても細長い不整な形状をしており，8の字コイルの刺激でM1全体をカバーすることは困難である．そのため，手が痛い場合にはM1の手の領域，足が痛い場合には足の領域を刺激するのが一般的である．足の領域は大脳半球間裂の深い位置にあるため，rTMSによって刺激を届けるのが困難な位置であり，上肢の痛みに比べると除痛効果が下がる傾向にある．そこでdeepTMSというrTMS機器が登場した．この機器は8の字コイルに比較してより皮質の広い範囲を刺激し，中心部分では，より深い部位まで刺激が

到達するとされている．Shimizuらは下肢の痛みを主訴とする患者18名にdeepTMS，8の字コイル，偽刺激の3条件を，90％RMT，5Hz 500回でランダムに施行した．その結果，deepTMSが他の条件に比べて有意に除痛効果が高かった[13]．

2 電気刺激と磁気刺激

EMCSとrTMSの効果を比較した論文がある．Migitaらは1Hz TMSを2例の脳卒中後疼痛に行い，その有効性でEMCSの有効性も占えたことを報告している[14]．またHosomiらは12例の症例で両者を施行し，両者の間に有意な相関性が認められた[15]．ほかに欧州でも両者の相関性が複数報告されている[16]．EMCSが有効な患者においてはrTMSも有効であるわけである．

3 刺激頻度による効果の違い

Saitohらが1Hzの低頻度刺激と5Hz，10Hzの高頻度刺激を同一症例でランダムに比較を行ったところ，1Hzは偽物刺激に対して有意差がなく，5Hz，10Hzの高頻度刺激のみが有意な除痛効果を示した[17]．ガイドラインでもメタアナリシスを行った結果，高頻度刺激はレベルAとされているが，1Hz刺激はレベルBとされている[2]．我々の検討では5Hzと10Hzの間に有意な差は認めなかったが，10Hzの方が高い有効性を持っているような印象であった．Yu Jinらは疼痛に対する高頻度rTMSのメタアナリシスを報告しているが，5Hz，10Hz，20Hz，いずれの高頻度刺激も有意に有効であるが，3者の間に有意な差がないと報告している[18]．

最近，新しい磁気刺激治療法としてシータバースト刺激が報告され，刺激のパラメーターを変えることで，神経の興奮や抑制を比較的低出力で変えることができると報告されている[19]．しかし，シータバースト刺激前に，筋肉にタスクをかけたかどうかで，MEPが変わることも示された．また，従来の方法よりも脳に強い影響を与えうる4連発刺激（QPS：quadripulse stimulation）も報告されており，脳内に脳由来神経栄養因子（BDNF：brain-derived neurotrophic factor）を増加させるとされている[20]．今後も新しい刺激パラメーターが提示される可能性もある．

4 有効性が見込める疼痛

InNPの原因別によるrTMS効果の比較は結論が得られていないが，ガイドラインによると神経障害性疼痛には有効性が認められ，レベルAの推奨が与えられている[2]．InNPのなかでも顔面の痛みに対して特に有効性が高いとされている．症例のバリエーションが広く，報告数も少ない複合性局所疼痛症候群（CRPS：complex regional pain syndrome）typeⅠでは[21, 22]，レベルCの評価である[2]．CRPS typeⅡでは，rTMSの有効性の報告がない．線維筋痛症に対する有効性も報告があるが，有効性を報告している施設が限られており[12]，結論が出せないとガイドラインは述べている．しかし，日本から線維筋痛症に対して電気痙攣療法の有効性が報告されており[23]，それが間違いのない事実であれば，rTMSも有効性があると考えられる．術後痛に対するDLPFC刺激の有効性の報告もある[24]．

我々のこれまでの検証では，脳卒中後疼痛のような脳に原因があるタイプのInNPではなく，末梢または脊髄に原因があるタイプのInNPにおいて有効性が高かった．また有意差はなかったが，若年よりも高齢者で有効性が低い傾向がみられた[25]．

日本での疼痛に対するrTMS多施設共同研究

大阪大学では2009（平成21）年から2011（平成23）年にかけて，厚生労働研究補助金を

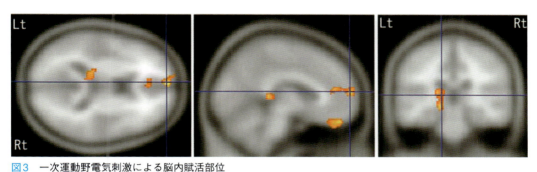

図3 一次運動野電気刺激による脳内賦活部位
一次運動野電気刺激により,視床,前帯状回,前頭葉底部,脳幹に除痛後,局所脳血流の増加が観察されている.

受けて多施設共同研究を行った.20歳以上の70例のInNPに対し,全国7施設で5Hz-rTMS(90%安静運動誘発閾値,500パルス)とシャム刺激のクロスオーバー試験を行った.70例をランダムに2群に割り付けて,実刺激とシャム刺激の間には刺激を行わない2週間以上のウォッシュアウト期間を設けた.1次エンドポイントは疼痛尺度で,2次エンドポイントはマギル疼痛質問表とし,ベックうつスケール(BDI:Beck depression inventry),患者満足度(PGIC:patient global impression of change)も検討した.結果として61例(男性39例,女性22例)が臨床研究を終え,エントリーの約80%が中枢性脳卒中後疼痛であった.重大な有害事象はなく,rTMS前後の短期効果では終了直後,60分後ともに疼痛尺度,マギル疼痛質問表の両方において実刺激で有意な除痛効果が見られた.PGICスコアでは実刺激中,シャム刺激に対して有意に改善が見られ,フォロー中は有意差がなかった.BDIでは実刺激,シャム刺激の間に有意な差がなかった.シャム刺激に対して有意な除痛効果が得られた患者は21%であった.この多施設共同研究でrTMSは有意な短期除痛効果が認められ,有害事象がなかったことから,rTMSを繰り返すことで難治性疼痛の治療となると考えられた[25].

一次運動野(M1)刺激による除痛のメカニズム

我々は$H_2^{15}O$によるPET activation studyによってEMCSによる除痛メカニズムの解析を行っている[26,27].EMCSにより,視床,前帯状回,前頭葉底部,脳幹において,除痛後の局所脳血流の増加,つまり神経活動の高揚が観察されている(図3).S1の血流増加の報告はない.よって,EMCSが除痛効果を発揮するのは,視床,脳幹,前頭葉および前帯状回の神経活動の高揚により疼痛閾値が上昇するためと,さらに,疼痛認知の情動面に働きかけて疼痛認知を変化させるため,という複合的なメカニズムによるものであると推測している[27].

疼痛認知には複数の脳領域の関与が考えられており,その脳活動はPETやfMRI,誘発電位などのいくつかの機能的画像研究により解析されている.M1や前頭野と視床との連絡がEMCSにより活性化されることも推察される.加えて帯状回や前頭葉眼窩面の活性化によるInNPの感情・情緒的コンポーネントに変化を与えること,あるいは上位脳幹の活性化により痛みの下行性抑制に影響を与えているのかもしれないとも考察している[28].

我々はまた中枢性脳卒中後疼痛において,視床病変と被殻病変症例でMRIの拡散テン

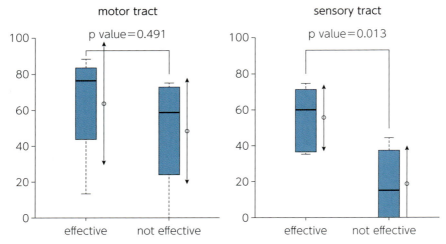

図4 反復経頭蓋磁気による一次運動野刺激の有効性とトラクトグラフィーの関係
中枢性脳卒中後疼痛において，視床病変と被殻病変症例でMRIのDiffusion tensor imageから，運動線維（motor tract）と感覚線維（sensory tract）を描出し，健常側に対する患側の描出率を計算した．また，rTMSによる除痛効果（effective or not effective）との相関を検討したところ，除痛効果は運動線維，感覚線維の描出率に相関し，感覚線維により高い相関を示した．

ソル画像（DTI：diffusion tensor image）から運動線維と感覚線維を描出し，健常側に対する患側の描出率を計算した．rTMSによる除痛効果との相関を検討したところ，除痛効果は運動線維，感覚線維の描出率に相関し，感覚線維により高い相関を示した[29]（図4）．つまり運動線維とともに感覚線維が保たれていることが，M1刺激の除痛効果発現に重要であることが示された．この事実の解釈は難しいが，脳内ネットワークがある程度保たれていないとrTMSによる除痛が得られないことを示しており，広範な脳梗塞では除痛が困難であることと一致している．

さらに，中枢性脳卒中後疼痛において，患側のM1の興奮性を2連発磁気刺激法で検討したところ，興奮性アミノ酸が主に関与する皮質内促通（ICF：intracortical facilitation）が低下している患者において，rTMSによってICFが正常化する場合に，高頻度rTMSによる除痛効果が認められる結果が得られた．また，GABAが主に関与する皮質内抑制（ICI：intracortical inhibition）変化の方が重要であるとの報告もある．ともあれ，M1の興奮性に異常があって，高頻度rTMSを施行することで，M1の興奮性が修飾されて除痛効果が得られるようだ[30]（図5）．以上から脳内での複合的メカニズムによる除痛メカニズムが，現状では示唆されている．

また，引き抜き損傷後疼痛のCRPS type Ⅱと考えられる症例において，汗がしたたり落ちる腫脹した手掌にEMCSを施行することで，汗がひき，腫脹が収まることが報告されており，機序としては脊髄レベルでの交感神経の活動を変化させた結果と記載がある[31]．

おわりに

rTMSによる疼痛治療の現状について概括した．現在，患者が求めているのは非侵襲治療であり，その点ではrTMSはニーズに合致

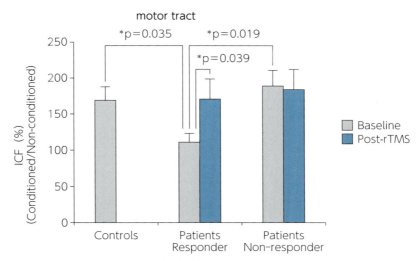

図5 一次運動野皮質興奮性と反復経頭蓋磁気刺激効果の関係
中枢性脳卒中後疼痛において，患側の一次運動野の興奮性を2連発磁気刺激法で検討したところ，興奮性アミノ酸が主に関与するICF（intracortical facilitation）が低下している患者において，rTMSによって，ICFが正常化する場合に，高頻度rTMSによる除痛効果が認められる結果が得られた。
Control：健常者，Patients Responder：rTMSにより除痛が得られる患者群，Non-responder：rTMSによっても除痛が得られない患者群

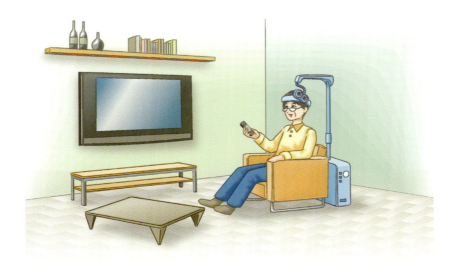

図6 反復磁気刺激による在宅治療のイメージ図
在宅でのrTMS治療のイメージ：在宅において，症状改善を目的としたrTMSが可能となれば，図のように自宅でマッサージチェアに腰掛けて，テレビを見ながら，rTMSを繰り返すことになろう

するものである．神経障害性疼痛治療薬として プレガバリンが盛んに内服されているが，すべての難治性疼痛患者において十分な除痛が得られているわけではない．そこで，rTMSを在宅治療に持ち込むことは大変意味のある新たな治療戦略であると考えられる（図6）．また技術進歩により，一段と効果の高い非侵襲なrTMS治療が可能になると考えられる．

文献

1) Barker A, Jalinous R, Freeston I : Non-invasive magnetic stimulation of the human motor cortex. Lancet. 1985, 8(8437), 1106-1107.

2) Lefaucheur J-P, Andre-Obadia N, Antal A, Ayache S-S, Baeken C, Benninger DH, Cantello RM, Cincotta M, de Carvalho M, De Ridder D, Devanne H, Di Lazzaro V, Filipović SR, Hummel FC, Jääskeläinen SK, Kimiskidis VK, Koch G, Langguth B, Nyffeler T, Oliviero A, Padberg F, Poulet E, Rossi S, Rossini PM, Rothwell JC, Schönfeldt-Lecuona C, Siebner, HR, Slotema CW, Stagg CJ, Valls-Sole J, Ziemann U, Paulus W, Garcia-Larrea L : Evidence-based guidelines on the therapeuticuse of repetitive transcranial magnetic stimulation(rTMS). Clin. Neurophysiol. 2014, 125, 2150-2206.

3) Wassermann EM, Lisanby SH : Therapeutic application of repetitive transcranial magnetic stimulation : a review. Clin. Neurophysiol. 2001, 112, 1367-1377.

4) Rossi S, Hallett M, Rossini PM, Pascual-Leone A : The Safety of TMS Consensus Group. Safety, ethical considerations, and application guidelines for the use of transcranial magnetic stimulation in clinical practice and research. Clin. Neurophysiol. 2009, 120(12), 2008-2039.

5) Yamamoto T, Katayama Y, Obuchi T, Kano T, Kobayashi K, Oshima H, Fukaya C : Thalamic sensory relay nucleus stimulation for the treatment of peripheral deafferentation pain. Stereotact. Func. Neurosurg. 2006, 84, 180-183.

6) Bittar RG, Kar-Purkayastha I, Owen SL, Bear RE, Green A, Wang S, Aziz TZ : Deep brain stimulation for pain relief. A meta-analysis. J. Clin. Neurosci. 2005, 12, 515-519.

7) Franzini A, Cordella R, Nazzi V, Broggi G : Long-term chronic stimulation of internal capsule in poststroke pain spasticity. Case report,

long-term results and review of the literature. Stereotactic. Functional Neurosurg. 2008, 86, 179-183.

8) Tsubokawa T, Katayama Y, Yamamoto T, Hirayama T, Koyama S : Chronic motor cortex stimulation in patients with thalamic pain. J. Neurosurg. 1993, 78, 393-401.

9) Saitoh Y, Shibata M, Sanada Y, Mashimo T : Motor cortex stimulation for phantom limb pain. Lancet. 1999, 353, 212.

10) Saitoh Y, Yoshimine T : Stimulation of primary motor cortex for intractable deafferentation pain. Operative Neuromodulation Vol. 2. Sakas, et al. eds., Wien, NewYork, Springer, 2007, 51-56.

11) Hirayama A, Saitoh Y, Kishima H, Shimokawa T, Oshino S, Hirata M, Kato A, Yoshimine T : Reduction of intractable deafferentation pain with navigation-guided repetitive transcranial magnetic stimulation(rTMS)of the primary motor cortex. Pain. 2006, 122, 22-27.

12) Mhalla A, Baudic S, Ciampi de Andrade D, Gautron M, Perrot S, Teixeira MJ, Attal N, Bouhassira D : Long-term maintenance of the analgesic effects of transcranial magnetic stimulation in fibromyalgia. Pain. 2011, 152, 1478-1485.

13) Shimizu T, Hosomi K, Maruo T, Goto Y, Yokoe M, Kageyama Y, Shimokawa T, Yoshimine T, Saitoh Y : Efficacy of deep rTMS for neuropathic pain in the lower limb : a randomized, double-blinded, crossover, H-coil, and figure-8 coil. J. Neurosurg. 2017, Epub.

14) Migita K, Uozumi T, Arita K, Monden S. Transcranial magnetic coil stimulation of motor cortex in patients with central pain. Neurosurgery. 1995, 36, 1037-1039.

15) Hosomi K, Saitoh Y, Kishima H, Oshino S, Hirata M, Tani N, Shimokawa T, Yoshimine T : Electrical stimulation of primary motor cortex within the central sulcus for intractable neuropathic pain. Clin. Neurophysiol. 2008, 119, 993-1001.

16) Andre-Obadia N, Peyron R, Mertens P, Mauguiere F, Laurent B, Garcia-Larrea L : Transcranial magnetic stimulation for pain control. Double-blinded study of different frequencies against placebo, and correlation with motor cortex stimulation efficacy. Clin. Neurophysiol. 2006, 117, 1536-1544.

17) Saitoh Y, Hirayama A, Kishima H, Shimokawa T, Oshino S, Hirata M, Tani N, Kato A, Yoshimine T : Reduction of intractable deafferentation pain due to spinal cord or

peripheral lesion by high-frequency repetitive transcranial magnetic stimulation of the primary motor cortex. J. Neurosurg. 2007, 107, 555-559.

18) Yu Jin MS, Xing G, Li G, Wang A, Feng S, Tang Q, Liao X, Guo Z, McClure MA, Mu Q : High frequency repetitive transcranial mabnetic stimulation therapy for chronic neuropathic pain : A meta-analysis. Pain Physician. 2015, 18(6), E1029-1046.

19) Huang YZ, Rothwell JC : The effect of short-duration bursts of high-frequency, low-intensity transcranial magnetic stimulation on the human motor cortex. Clin. Neurophysiol. 2004, 115, 1069-1075.

20) Nakamura K, Enomoto H, Hanajima R, Hamada M, Shimizu E, Kawamura Y, Sasaki T, Matsuzawa D, Sutoh C, Shirota Y, Terao Y, Ugawa Y : Quadri-pulse stimulation(QPS) induced LTP/LTD was not affected by Val66Met polymorphism in the brain-derived neurotrophic factor(BDNF)gene. Neurosci. Lett. 2011, 487, 264-267.

21) Picarelli H, Teixeira MJ, de Andrade DC, Myczkowski ML, Luvisotto TB, Yeng LT, Fonoff ET, Pridmore S, Marcolin MA : Repetitive transcranial magnetic stimulation is efficacious as an add-on to pharmacological therapy in complex regional pain syndrome (CRPS)type 1. J. Pain. 2010, 11, 1203-1210.

22) Pleger B, Janssen F, Schwenkreis P, Volker B, Maier C, Tegenthoff M : Repetitive trans-cranial magnetic stimulation of the motor cortex attenuates pain perception in complex regional pain syndrome type 1. Neurosci. Lett. 2004, 356, 87-90.

23) Usui C, Doi N, Nishioka M, Komatsu H, Yamamoto R, Ohkubo T, Ishizuka T, Shibata N, Hatta K, Miyazaki H, Nishioka K, Arai H : Electroconvulsive therapy improves severe pain associated with fibromyalgia. Pain. 2006, 121, 276-280.

24) Borckardt JJ, Reeves ST, Kotlowski P, Abernathy JH, Field LC, Dong L, Frohman H, Moore H, Ryan K, Madan A, George MS : Fast left prefrontal rTMS reduces post-gastric

bypass surgery pain : findings from a large-scale, double-blind, sham-controlled clinical trial. Brain Stimul. 2014, 30, 693-700.

25) Hosomi K, Shimokawa T, Ikoma K, Nakamura Y, Sugiyama K, Ugawa Y, Uozumi T, Yamamoto T, Saitoh Y : Daily repetitive transcranial magnetic stimulation of primary motor cortex for neuropathic pain : A randomized, multicenter, double-blind, crossover, sham-controlled trial. Pain. 2013, 154, 1065-1072.

26) Saitoh Y, Osaki Y, Nishimura H, Hirano S, Kato A, Hashikawa K, Hatazawa J, Yoshimine T : Increased regional cerebral blood flow in the contralateral thalamus after successful motor cortex stimulation in a patient with poststroke pain. J. Neurosurg. 2004, 100, 935-939.

27) Kishima H, Saitoh Y, Osaki Y, Nishimura H, Kato A, Hatazawa J, Yoshimine T : Motor cortex stimulation activates posterior insula and thalamus in deafferentation pain patients. J. Neurosurg. 2007, 107, 43-48.

28) Hosomi K, Seymour B, Saitoh Y : Modulating the pain network-neurostimulation for central poststroke pain. Nat. Rev. Neurol. 2015, 11, 290-299.

29) Goto T, Saitoh Y, Hashimoto N, Hirata M, Kishima H, Oshino S, Tani N, Hosomi K, Kakigi R, Yoshimine T : Diffusion tensor fiber tracking in patients with central post-stroke pain ; Correlation with efficacy of repetitive transcranial magnetic stimulation. Pain. 2008, 140, 509-518.

30) Hosomi K, Kishima H, Oshino S, Hirata M, Tani N, Maruo T, Yorifuji S, Yoshimine T, Saitoh Y : Cortical excitability changes after high-frequency repetitive transcranial magnetic stimulation for central post-stroke pain. Pain. 2013, 154, 1352-1357.

31) Velasco F, Carrillo-Ruiz JD, Castro G, Arguelles C, Velasco AL, Kassian A, Guevara, U : Motor cortex electrical stimulation applied to patients with complex regional pain syndrome. Pain. 2009, 147, 91-98.

2章 9

日本は慢性疼痛にどう挑戦していくのか
―漢方治療の立場から―

How Should We Challenge Chronic Pain in Japan?
―From the View Point of Herbal Medicine.―

1) 滋賀医科大学附属病院　麻酔科　2) 滋賀医科大学附属病院　ペインクリニック科
中西美保[1]，岩下成人[2]

はじめに

　痛みは，不快な感覚・情動反応であり，生体に危険を知らせる必須の警告信号である．しかし，痛みが遷延した慢性疼痛の病態では，痛みは，もはや警告信号としての意義を失い，ADL（日常生活動作：Activities of Daily Living）やQOL（生活の質：Quality of Life）の低下をもたらす原因でしかない．

　慢性疼痛に移行する危険性が高い神経障害性疼痛の病態が認識されるようになり，慢性疼痛に対して使用できるオピオイド鎮痛薬の選択肢も増えてきた．しかしながら，過敏性腸症候群，会陰部痛，舌痛症など，主として機能的な問題によって生じる慢性疼痛においては，西洋医学によるアプローチだけでは解決できない場面も少なくない．

　東洋医学の視点に基づく漢方治療は，さまざまな症状に対して有効であり，QOLの向上が期待できる重要な選択肢である．漢方治療の基本的な概念を確認しながら，慢性疼痛に対する漢方治療について考えていきたい．

漢方治療の基礎
―漢方医学からみる痛み

　紀元前3世紀に書かれた中国最古の医学書『黄帝内経』には，痛みの症状・病因・発症機序についての記載があり，漢方治療の痛み

の歴史は，漢方そのものの歴史と言える．さまざまな時代背景のなかで，漢方医学は，「痛み」を局所の問題と捉えず，身体全体の問題から起こる一症状として捉え，数千年以上の長い歴史のなかで，人が陥りやすい病態や身体的な特徴を観察し，その治療を考察してきた．現在，使われている漢方薬は，長い歴史の中でさまざまな生薬を組み合わせてヒトにおける効果が検証を重ねられた末に，有効性が実証されて今日まで現役として生き残った優秀処方なのである．

1 中庸を目指す

　漢方治療は，"過不足なく調和がとれた状態"である「中庸」を目指すことを治療目標としている．東洋医学の診療場面においては，「痛み」そのものだけではなく，中庸から逸脱しているさまざまな症候を包括的に見た「状態」を診断し，「中庸」を目指して痛みを緩和するという概念を重視している．膝痛を訴える患者が「変形性膝関節症」と診断された場合，西洋医学では，K−L分類によって病態の進行度を評価して消炎鎮痛剤や関節内注射などの保存的治療を行い，効果がなければ手術を含めた治療を検討することが多い．一方，東洋医学では，膝痛がどのような場面で増悪するのか，たとえば，腫れて熱があるのか，冷えると悪化するのかなどの因子を考察し，さらに，膝以外の症状や身体所見も診る．そして，治療では，痛みが生じる背景に応じて，冷えを伴う痛みには「温める」

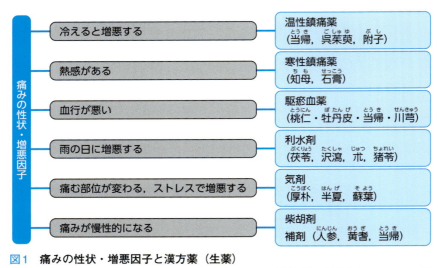

図1　痛みの性状・増悪因子と漢方薬（生薬）

（花輪壽彦；漢方診療のレッスンより）

　漢方薬を，温めると増悪する痛みには「冷やす」漢方薬を投与し，身体を「中庸」に近づけることで痛みを緩和させる（図1)[1]．

　そして，「中庸」から"何が"，"どれくらい"逸脱しているのかを診るのが，東洋医学の診察法「四診」であり，逸脱しているところの繋がりを解剖生理学にあたる五臓の機能で考えている．つまり，症状や所見の程度，これらの繋がっている状態を理論的に考えて，治療（漢方薬）を選択するのである．

2 気・血・水

　中庸からの逸脱は，「気」・「血」・「水」という東洋医学独特の項目を中心に判断される．「気」は，生命の根源となるエネルギーであり，東洋医学に特徴的な概念である．「気」には，親から受ける先天の気と，食料などから摂取する後天の気がある．「気」の作用は，臓器組織の生理機能を推進する，身体を温める，体表を保護して外邪の侵入を防衛する，飲食物などを異化・同化するなどで，身体の中で非常に重要な役割を果たしている．

　「血」は，脈管の中を巡って身体に必要な栄養を運んでいる．

　「水」は，体内の正常な水液の総称で，皮膚や粘膜，内臓，脳髄を潤し，関節を滑らかに動かす役目をしている[2-4]（図2）．

　痛みを考える東洋医学の原則として，「不通則痛，通則不痛」（通じざれば即ち痛み，通ずれば即ち痛まず）という理論がある．体をめぐる「気」・「血」・「水」の流れが，「停滞あるいは不足することで痛みが生じ，通じているところは痛まない」という考え方である．「気」・「血」・「水」は，それぞれ単独事象ではなく，互いに影響を与える．「血」の変調や「水」の変調が起これば，少なからず，「気」の変調が生じ，痛みが生じる病態では，さまざまな形で「気」の変調が起こりうると考えられている．そして，「気」・「血」・「水」は「経絡」を巡り，臓腑（臓器組織）を繋げている．「気」・「血」・「水」，「経絡」，「臓腑」の関係を考え合わせると，一見バラバラに見える症状や身体所見が，実は繋がりを持っていて，意味があって出現していることに気付くことが多い．

3 痛みの病因の考え方

　東洋医学における「病気」とは，人の体や心のなかの調和が取れた「中庸が乱されてい

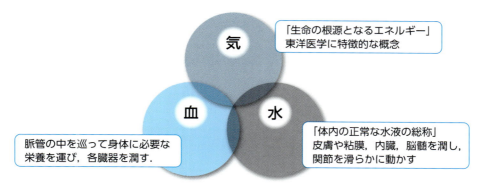

図2 中庸（気・血・水が十分に滞りなく流れている）

表1 痛みの病因・病態

外因	六淫（風邪・寒邪・暑邪・湿邪・燥邪・火邪）	外からの侵襲 環境・気候の急激な変化，病原体
内因	七情（喜・怒・憂・思・悲・恐・驚）	激しい感情によるもの 激しい精神的ショック 慢性的な精神ストレス
不在内因	飲食の不摂生，創傷，遺伝的なもの	内因・外因以外のもの

る」状態で、「治療」とは「中庸に近づけること」である．人体には、内外から常にその正常性を破綻させようとする力や要因（内因，外因など）が働いており、これらを「病邪（病因）」と呼んでいる．漢方医学の病因の分類を図に示す（表1）．漢方医学で考える病因の大きな特徴は、西洋医学で病因と考える客観的な因子だけでなく、症状の深い分析や症候に基づいて病因を推測し、治療の方向性を決めていくことである．

例えば、リウマチ性関節痛は、漢方医学では「風」、「寒」、「湿」という3種類の外因が関節に侵入し発病することが多いとされるが、これは、臨床症状の"移動性の痛み"を「風邪」、"寒さで増悪する痛み"を「寒邪」、"だる重い痛み"を「湿邪」と、それぞれの症状から発症病因を推測している．そのうえで、これらを改善する治療薬である「祛風薬」、「散寒薬」、「利水薬」などが選択される．漢方医学でいう病因は、実際に痛みをもたらしている原因を指しているというより、治療法や治療薬物を決めるための病因も含まれているのである[5]．

4 漢方医学的診断と慢性疼痛

慢性疼痛は、その発症病因に多面的な側面をもち、病態が複雑化し、さまざまな病名が包括された病態となる．痛みが起こりやすい「状態」を全身的に細やかに評価する漢方医学の考え方は、慢性疼痛の診断や治療に有意義である．

漢方薬は、痛みを引き起こしやすい「状態（症状や所見）」に対して、長年にわたり有用性が検証されてきた薬である．例えば、加齢とともに体力が低下し、体が冷えやすくなり、皮膚の乾燥や下肢の浮腫など水分代謝の低下が見られる．このような状態（腎虚証）で発症した腰痛や下肢痛に対して、よく用いられるのは「牛車腎気丸」である．牛車腎気

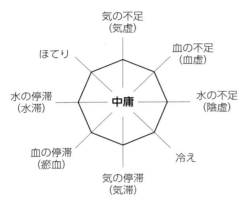
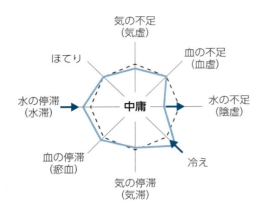

図3 "中庸"を目指して痛みの治療をする

丸は，温熱作用，滋養作用，水分調整作用を持ち，老化が引き起こす状態を中庸に近づけることで，腰痛や下肢痛を改善させる（図3）．

漢方医学では慢性疼痛を特別視することなく，症状や症候，身体所見から，発症に関わっているさまざまな病因を捉えて，自然な流れで治療をしてきたのである．

治療の考え方

3世紀初めに張仲景が著した『傷寒論』と『金匱要略』は非常に優れた書物である．「当帰四逆加呉茱萸生姜湯」，「芍薬甘草湯」，「八味地黄丸」，「苓姜朮甘湯」など，現在の漢方治療の中心となっている薬の多くが記されており，現代においても，原典の条文がそのまま使用目標となっているものも多い[6]．

このような漢方医学は古代の治療ではなく，その後，日本で独自の発展を遂げ，1868年の明治維新まで日本の医学の主流であった．それを踏まえて，現代における漢方治療は実際にどのように行われているのかについてここで述べる．

表2 痛みが起こりやすい8病態

「気」・「血」・「水」の停滞・不足の6病態……通じざれば則ち痛む		
	停滞	不足
気	①"気滞"	②"気虚"
血	③"瘀血"	④"血虚"
水	⑤"水滞"	⑥"陰虚"

＊慢性化すると"不足（栄養不足）"の要素が加わる
＊痛みでは"血虚"の要素が特に重要

「寒」・「熱」の2病態	
⑦"冷え"	⑧"熱"

1 「痛み」がおこりやすい状態

"痛みが起こりやすい状態"についてはさまざまな記載や報告があるが[7]，共通しているのは，前述の「通じざれば即ち痛む」の原則から"「気」・「血」・「水」の停滞・不足"の6病態と，"「寒」・「熱」の病態"の2病態を合わせた8病態を重視していることである（表2）．

これらは，単一で存在することは少なく，気滞，瘀血と呼ばれる「気」と「血」の滞りや，水滞と呼ばれる「水」の滞りと冷えなど，複合した病態となっていることが多い．

表3　気血水の異常……代表的な症状と所見

		停　滞			不　足	
気		〈気滞〉			〈気虚〉	
	症状	精神不安，神経質，イライラする　腹部膨満，咽頭違和感		症状	疲労感，すぐ眠くなる，食欲不振　カゼを引きやすい（易感染性）	
	四診	腹：胸脇苦満		四診	目に力がない，声が小さい，　脈：軟弱，腹部軟弱	
血		〈瘀血〉（微小循環障害）			〈血虚〉	
	症状	顔色がどす黒い，のぼせ，月経異常，便秘		症状	顔色が悪い，皮膚につやがない　筋肉の痙攣，爪の変形，貧血傾向	
	四診	舌：色調の暗赤化・舌下静脈の怒張　腹：下腹部の圧痛　毛細血管拡張（細絡）		四診	脈：沈細	
水		〈水滞〉			〈陰虚〉	
	症状	むくみ，浮腫，めまい		症状	口渇，火照り	
	四診	舌：歯圧痕，脈：滑脈，浮腫		四診	皮膚の乾燥，口腔内乾燥　舌：紅・無苔，脈：細数	

「気」・「血」・「水」のバランスは，痛みの病期によっても変調し，急性期から亜急性期は，"停滞"の要素（気の停滞・気滞，血の停滞・瘀血，水の停滞・水滞）が強いが，慢性化すると"不足"の要素〔気虚，血虚，津液虚（陰虚）〕が大きくなる．慢性疼痛においては，特に，"血虚"に対する処方である四物湯とそれを含む薬が治療の底上げ的効果を発揮することが多い．

2 どのようにアプローチするか

上記の"痛みが起こりやすい病態"に対してどのようにアプローチするかについては，(1) 漢方医学的な診察，(2) 痛みの"増悪因子"・"軽減因子"を考える，(3) "冷え"が絡んだ痛みに着目する，(4) 古典を紐解く，などさまざまな方法がある．それぞれの内容と，そのアプローチを使った治療の例を以下に挙げておく．

1) 漢方医学的な診察

「四診」と呼ばれる診察方法で，上記8病態（「気」・「血」・「水」の停滞・不足，「寒」・「熱」）を評価する．四診は以下に示すように，視覚を用いる「望診」，聴覚と嗅覚を用いる「聞診」，患者からあらゆる情報を聞き出す「問診」と，触覚を用いる「切診」で構成される．それぞれの診察方法の詳細は，以下に示すとおりとなる．また，「気」・「血」・「水」の停滞・不足について，四診によって見出される代表的な症状と所見については表3に示す[3]．

〈望診〉視覚を用いた診察

　患者の顔色，舌や皮膚の状態や動作を診る

　　例：「水」の滞り（水滞）……舌の周辺についた歯圧痕

　　　　「血」の滞り（瘀血）……舌下静脈の怒張，舌に現れる瘀斑など

〈聞診〉聴覚と嗅覚を用いる

　患者の声やにおいなどを診る

　　例：「気」の不足（気虚）……声は小さい

〈問診〉現病歴や既往歴，体質傾向などを患者から問診する

〈切診〉触覚を用いた診察

患者に触れて反応をみる（脈診，腹診など）

例：「気」の滞り（気滞）……胸脇苦満

2)"増悪因子"，"軽減因子"を考える

西洋医学の診療と同様に，漢方医学においても痛みの増悪因子や軽減因子を問診することは有用である．増悪因子を減らし，軽減因子を増やす方向が明らかな場合は，漢方薬が選択しやすくなる．

例：冷えると痛みが増悪する（温めると良くなる）．→附子剤など体を温める漢方薬を投与する（図1)[1]．

3)"冷え"が絡んだ痛みに注目する

"冷え"が関連する痛みは，漢方治療が有用であることが多い．しかし，「"冷え"の訴え＝単に温めればよい」というものではなく，"冷え"をもたらすさまざまな要因を考えて，要因に合わせて治療を行う必要がある．以下に"冷え"がかかわる代表的な症状と，それに対する処方例を挙げる．

(1) 冷え症：冷える場所により温め方を考える[8]．

処方）手の甲，足の甲の冷え：「附子」を含む漢方薬（「桂枝加朮附湯」，「牛車腎気丸」など）

腹部の冷え：「乾姜」を含む漢方薬（「人参湯」，「苓姜朮甘湯」，「大建中湯」など）

(2) "冷え"が増悪因子：寒冷刺激で痛みがひどくなるか確認．

処方）季節に合わせて（寒い時期には）「附子」，「乾姜」を含む漢方薬

(3) "むくみ"がある："むくみ"は，いわば，体に水を覆っているようなもので，"冷え"の原因になる．単に温める薬ではなく，利水作用（むくみを改善させる）をもつ漢方薬を併用．

処方）「五苓散」，「桂枝加朮附湯」，「真武湯」など

(4) 精神的な緊張：慢性期の痛みによくみら

れる自律神経の失調（気滞や気虚）によりおこる"冷え"は，気の流れを改善する漢方薬を投与．

処方）「大柴胡湯」や，「四逆散」，「加味逍遙散」など

(5) 加齢により冷えやすくなる（腎陽虚）：漢方医学での老化の概念を，「腎虚」に用いられる代表的な漢方薬である八味地黄丸から考えると，その病態は，"水の調整障害"と"冷え"である．高齢者には基本的に"冷え"があることを念頭におく．

処方）「八味地黄丸」，「牛車腎気丸」

4) 古典を紐解く

漢方薬は，長い歴史の中で行われた臨床知見により作り上げられた処方である．古典に書かれた治療記録を紐解くことは，過去の文献を検索して治療方法を模索するようなもので，そこには多くのヒントが隠されている．

以上の各アプローチによって"痛みをもたらしている病態"が明らかになれば，次は各漢方薬が，「気」・「血」・「水」や「寒」・「熱」をどの方向に動かす薬なのか，例えば，温めるのか，冷やすのか，むくみを取るのかを考えて，病態に当てはまる薬を選択する．

上記の方法のなかでも，特に（1）漢方医学的な診察は，西洋医学的に原因不明とされた痛みの診断に有用な情報をもたらすことがある．

慢性疼痛における漢方治療の実際

実際の臨床の現場では，漢方治療が適した慢性疼痛を見極める必要がある．ここでは，漢方治療が特に有用な慢性疼痛について考える．

漢方治療が有用な痛みには，（1）冷え，血行不全が関係する痛み，（2）ストレスが関係

2章-9 日本は慢性疼痛にどう挑戦していくのか　127

表4　漢方医学が有用な痛み

(1) 冷え・血行不全が関係する痛み
(2) 心因性要素が強い痛み
(3) 加齢に伴って起こる痛み
(4) 月経周期に伴って起こる痛み
(5) 不定愁訴を伴う痛み
(6) 副作用で西洋薬が内服できない症例
(7) 漢方医学的診察が西洋医学的な診断に有用である症例

する心因性要素が強い痛み，(3)加齢に伴って起こる痛み，(4)月経周期に伴って起こる痛み，(5)不定愁訴を伴う痛み，(6)副作用で西洋薬が内服できない症例，(7)西洋医学的な診断に難渋する痛み，などがある（表4）.

■1 冷え，血行不全が関係する痛み

前述のように，冷え症や冷えで増悪する痛みに対応できるのは，漢方治療の大きなメリットである．実際に，"温める"漢方薬の投与で痛みが大きく改善することがある.

〈治療例：寒冷で痛みが増悪する帯状疱疹後神経痛〉

対象・方法：対象は，西洋医学的な治療が奏功せずに疼痛が残存した帯状疱疹後神経痛症例の中で，寒冷刺激で痛みが増悪傾向にある症例として，桂枝加朮附湯と修治ブシ末を投与した.

結果：全12症例の内訳は，年齢は，58〜85歳．男性4名，女性8名．帯状疱疹発症からの経過月数は，1か月〜7年8か月であった．発症部位は，三叉神経1例，頸神経1例，胸神経10例であった．VAS改善率は，76.5±27.7％であった．全症例の91.6％が痛みが半分以上改善した症例であった[9].

■2 ストレスが関係する心因性要素が強い痛み

精神的ストレスが痛みの発症や増悪因子となる考え方は，西洋医学も漢方医学も同じである．食欲低下，胃腸障害，便通障害など，

痛みやストレス要因以外の愁訴がある場合は，漢方薬が適していることが多い.

〈治療例：柴胡加竜骨牡蛎湯が著効した顔面外傷後疼痛〉

症例：36歳男性.

主訴：顔面を殴られた後のような鈍痛（VAS 50/100）.

現病歴：13年前に，仕事中の事故で顔面中央部を陥没骨折した．整復術後も顔面痛が持続したため，消炎鎮痛薬の内服を続けていたが，痛みは増強した.

経過：事故時の情景が脳裏に浮かぶ（フラッシュバック）や悪夢ため不眠傾向を認めた．腹診上著明であった胸脇苦満と臍上悸を指標に，柴胡加竜骨牡蛎湯（TJ-12）5g/日を投与したところ，数日後より気分の安定感を自覚し，その後，次第に顔面痛は軽減し，VAS10/100まで改善した[10].

■3 加齢に伴って起こる痛み

高齢者の痛みは，冷えや浮腫などの漢方医学でいう「腎虚」を伴うことが多い．補腎剤と呼ばれる「牛車腎気丸」や「八味地黄丸」には，滋養作用，温熱作用，水分調整作用があり，加齢（腎虚）に伴って起こる痛みを軽減させる可能性がある．また，高齢者の西洋薬治療でしばしば問題となる重篤な副作用が漢方治療により回避できることも期待できる.

■4 月経周期に伴って起こる痛み

月経前症候群や更年期障害などでは，ホルモンバランスの変化により気，血，水のバランスが大きく変化する．女性の慢性疼痛では，痛みの増悪と月経周期，閉経との関連がないか十分に問診し，関連があるようなら，血の滞りの改善薬（駆瘀血剤：「桂枝茯苓丸」，「当帰芍薬散」，「加味逍遙散」など）を中心とした漢方薬の投与を考慮する.

■5 不定愁訴を伴う痛み

西洋医学的に不定愁訴とされる症状でも，

漢方医学的には愁訴と痛みとの間に繋がりがあり、"痛みをもたらしやすい1つの状態"であることがある。

6 副作用で西洋薬が内服できない症例

西洋薬の鎮痛薬や鎮痛補助薬は、ふらつきや消化器症状など副作用が問題となることがある。これらの副作用が出現しやすい症例は、水滞（水の滞り）や気虚（気の不足）がベースにあることが多いため、これらの状態の改善が、鎮痛薬の副作用の改善や痛みそのものの改善に繋がることがある。

7 西洋医学的な診断に難渋する痛み

西洋医学的な診断の一助となった症例を以下に示す。

〈6, 7の治療例：原因不明の腰痛とされていたLOH（late onset hypogonadism）症候群（男性更年期障害）〉

症例：60歳男性。

主訴：腰痛、全身倦怠感

現病歴：数年前より倦怠感、冷えを自覚した。1年前より腰痛が出現し、精査されたが原因は不明であった。

既往歴：高血圧

経過：初診時の問診で、手足が冷える（元来暑がり）、ほてり感、抑うつ傾向、倦怠感、性的能力の衰えなどの症候から、LOH症候群が疑われた。気滞（気の滞り）と瘀血（血の滞り）の所見を指標に、四逆散と桂枝茯苓丸を投与した。その後、初診時に測定した遊離型テストステロンが6.4pg/mLと低値であることがわかり、LOH症候群と診断された。漢方治療で腰痛は改善し、遊離型テストステロン値も9.4pg/mLまで改善した[11]。

今後の漢方治療
—慢性疼痛にどう挑戦していくのか

漢方治療は、慢性疼痛の治療において理に適った治療であり、今後も有用性が高まると考えられる。そのような漢方治療をより確実な治療手段とするために、今後の展望と課題について考える。

1 集学的診療と漢方治療

慢性疼痛は臨床的な面から、身体的な問題、精神心理的問題、社会問題が複雑に合わさっており、多角的、集学的なチーム医療体制の元で治療を行うこと（集学的診療）が理想であるとされている。具体的には、麻酔科、ペインクリニック科、リハビリテーション科、整形外科などの医師が、臨床心理士、理学療法士などメディカルスタッフと共に慢性疼痛医療チームを作り、連携を取りながら行う治療である[12]。漢方医学の身体全体を多角的にみつめる考え方は、集学的診療の理念と近い。今後は、集学的診療に漢方医学的な診断や治療の要素を加えることで、さらに多くの情報が得られる他、治療の幅も拡がり、お互いの診療がより充実したものとなる可能性が高い。

2 セルフケア

近年、慢性疼痛患者に対してリハビリテーションを積極的に行い、痛みがありながらもADLを改善させていくことが推奨されている。また、慢性疼痛では、治療者中心の医療から、患者が自ら考えて行動する患者中心の医療への意識のギアチェンジも重要であると言われている。

その一環で、慢性疼痛に対するセルフケアが推奨されている。セルフケアとは、自分自身をケアすることを意味し、自分自身で痛みをコントロールする方法である。痛みが起こったときに対処する方法や、痛みが起こらないように日頃から注意する方法で、認知行動療法やマインドフルネス、運動療法、ヨガ、アロマセラピーなどが注目されている[13, 14]。漢方治療は痛みの増悪因子、軽減因子に着目して治療する要素があるため、セル

フケアを手助けする役割も担っている．また，漢方治療を行いながら，治療の方向と同じ方向性のセルフケアを指導することで，相乗効果が得られる可能性がある．

❸ 薬物の減量

慢性疼痛では，薬剤の多剤併用や投与量過多となりやすく，社会的にも医療経済的にも問題となっている．漢方薬は，患者が陥りやすい病態に合わせて複数の生薬で構成され，各々の生薬にも複数の薬理作用がある．複雑な慢性疼痛の病態に合わせて，漢方薬を併用することで，複数の西洋薬が減量できる可能性がある．

❹ 漢方医学的診察の有用性

漢方医学の身体全体から情報を得る診断学（四診を中心とした診察手技）は，漢方薬の選択に重要であることは言うまでもないが，西洋医学な治療を行ううえでも有用な情報が得られることがある．漢方治療を行わなくても，漢方医学の診断方法を普及させることも有用である．

❺ 漢方治療のエビデンス

このように質の高い有効性を示す漢方治療だが，2009年の元雄らの報告[15]によると，日本国内の診療ガイドライン455件のなかで，漢方に関連する記載が認められたのはわずか44件（9.6％）であった．一方で，日本東洋医学会による「漢方治療エビデンスレポート」には，漢方製剤のランダム化比較試験（RCT）が行われた384論文が報告されている．痛みに関連する報告では，「芍薬甘草湯（肝硬変に伴う筋痙攣[16]）」，「牛車腎気丸（オキサリプラチンによる末梢神経障害[17]）」，「柴朴湯（舌痛症[18]）」のRCTで有効性が示されているが，これらのエビデンスも診療ガイドラインには記載されておらず[19, 20]，診療に取り入れられていない状況である．慢性疼痛に対する漢方治療は，現代的エビデンスを確立すると同時に，診療ガイドラインに反映

させていくことで，適応が拡大するのではないかと考えている．

おわりに

「痛み」を引き起こす原因は多様であり，慢性の痛みに対する治療は，より効果的なアプローチを探して刻々と進化している．漢方医学は長い歴史のなかで，慢性疼痛の病因の多面性を身体全体から捉えて，自然な流れで治療してきた．こうしたアプローチは，非常に理に適っており，慢性疼痛の治療に適している．個々の症状の改善，あるいは病名を指標にした漢方薬の投与からもう一歩進めて，漢方医学的な診断のもとに，症状の結びつきや関連を考えることは，漢方薬の適切な選択に繋がるだけではなく，西洋医学的診断や治療の一助にもなると考えている．"痛みが起こりやすい状態"を全身的に捉える漢方治療は，病態が複雑化しやすい慢性疼痛の治療に適した治療なのである．

参考文献

1) 花輪壽彦：漢方診療のレッスン．東京，金原出版，1995．

2) 神戸中医学研究会：基礎中医学．東京，燎原書店，1999．

3) 高山宏世：弁証図解 漢方の基礎と臨床 ＜症状・病名と常用処方＞ 改訂第4版．東京，日本漢方振興会漢方三考塾 泰晋堂，2005, 8-15, 36-55, 409-414．

4) 安井廣迪：医学生のための漢方医学．千葉，東洋学術出版社，2008, 20-45, 64-68

5) 戴毅：脳とくすり 東洋医学からみた痛みの制御．脳21．2011, 14(1), 61-67．

6) 高山宏世：腹証図解 漢方常用処方解説．日本漢方振興会漢方三考塾編集．東京，泰晋堂，1989．

7) 矢数芳英：漢方の歩き方 レーダーチャートで読みとく痛みの治療戦略（第1回）痛みの漢方は6つのベクトルで考える．LiSA．2013, 20(7), 680-687．

8) 江部洋一郎：経方医学1「傷寒・金匱」の理論

と処方解説．千葉，東洋学術出版社，2009．

9) Nakanishi M, Arimitsu J, Kageyama M, Otsuka S, Inoue T, Nishida S, Yoshikawa H, Kishida Y：Efficacy of traditional Japanese herbal medicines-Keishikajutsubuto(TJ-18)and Bushi-matsu(TJ-3022)-against postherpetic neuralgia aggravated by self-reported cold stimulation：a case series. J. Altern. Complement Med. 2012, 18(7), 686-692.

10) 中西美保，蔭山充，中井恭子，福井弥己郎，野坂修一，古瀬洋一，有光潤介，大塚静英，井上隆弥，岸田友紀，西田慎二：不眠と顔面外傷後疼痛に柴胡加竜骨牡蛎湯が著効した36歳男性．日本東洋心身医学研究．2010, 24(1-2), 52-56.

11) 中西美保，有光潤介，岸田友紀，大塚静英，古瀬洋一，野坂修一，萩原圭祐：痛みを主訴に来院したLOH症候群(late-onset hypo-gonadism)に四逆散合桂枝茯苓丸が著効した2症例．痛みと漢方．2014, 24, 117-123.

12) 池本竜則，井上雅之，牛田享宏：整形外科領域における集学的診療体制の構築 慢性痛領域における集学的医療の現状と今後．整形・災害外科．2015, 58(3), 293-301.

13) 皆川陽一，齊藤真吾，浅井福太郎，伊藤和憲，高橋秀則：線維筋痛症に対するセルフケアの文献調査．慢性疼痛．2013, 32(1), 129-134.

14) 木村慎二，原正博：心理社会的因子に起因する痛みへの対処 慢性疼痛患者に対する認知行動療法に基づく運動促進法 いきいきリハビリノートの活用法．ペインクリニック．2017, 38(3), 322-332.

15) Motoo Y, Arai I, Hyodo I, Tsutani K：Current status of Kampo(Japanese herbal)medicines in Japanese clinical practice guidelines. Complement Ther. Med. 2009, 17(3), 147-154.

16) 熊田卓，熊田博光，与芝真，中野哲，鈴木宏，丹後俊郎：TJ-68ツムラ芍薬甘草湯の筋痙攣(肝硬変に伴うもの)に対するプラセボ対照二重盲検群間比較試験．臨床医薬．1999, 15(3), 499-523.

17) Kono T, Mamiya N, Chisato N, Ebisawa Y, Yamazaki H, Watari J, Yamamoto Y, Suzuki S, Asama T, Kamiya K：Efficacy of goshajinkigan for peripheral neurotoxicity of oxaliplatin in patients with advanced or recurrent colorectal cancer. Evid. Based Complement Alternat. Med. 2011, 418-481.

18) 山田剛也，別所和久，村上賢一郎：舌痛症に対する柴朴湯の臨床評価．歯科薬物療法．1998, 17(1), 18-22.

19) 日本東洋医学会EBM特別委員会：漢方製剤の記載を含む診療ガイドライン．東京，2010．

20) 日本東洋医学会：漢方治療エビデンスレポート2010 -345のRCT-．2010．

3章

慢性疼痛に対する医療体制，医療政策，医療者教育の課題と提言
―今後の日本方向性を考える

3章
1 痛みセンター構築と日本での慢性疼痛医療の方向性について

Construction of Pain Center and the Medical Direction of Chronic Pain in Japan.

愛知医科大学学際的痛みセンター教授　**牛田享宏**

慢性疼痛医療の現状

　慢性疼痛を抱えている患者の9割以上が整形外科を受診しているが，これらの施設で満足な改善が得られず難治性の経過をたどる患者については，麻酔科ペインクリニックなどに紹介されているケースも多い．しかし，慢性疼痛患者の中でもとりわけその重症度が高いものについては，運動機能の低下や精神心理的な問題も併発し，一般的なブロック治療や投薬などでは十分な改善が得られていない，あるいは悪化しているケースが散見される．その結果このような慢性疼痛患者はしばしばドクターショッピングなどを繰り返し，結果として患者個人の苦痛だけでなく社会的にも大きな損失を来たしている．そのため海外では，痛みに関係する職種（各科の医師，看護師，臨床心理士，理学療法士，作業療法士，就労支援担当者）等が協働して患者にあたる集学的（学際的）痛みセンターが構築され，対応が模索されてきている．

　海外のこれらの施設がどのようにして構築されたなどについては（第3章2項北原先生の原稿）に書かれているが，現実的にわが国においてこのような集学的な取り組みを既存の医療体系のなかに組み込むことは，医療経済的にもシステム的にも容易なことではない．そのため，厚生労働省は2009年からの慢性の痛みに関する検討会を経て，2010年9月には「今後の慢性の痛み対策について（提

言）」を出し対応策について言及している．そこでは「①慢性化させないこと，痛みに対して早期に適切な対応を行うことが重要であるとしている．そのためには，痛み専門医のみならず一般医についても，痛みに対する診療レベルを研修等により向上させる．一般医であっても，器質的要因，精神医学的・心理学的要因等について適切に評価し，対応できるような医療体制の構築が望まれる．また，②一般医で対応困難な痛みについては，関係する診療各科の医師や，看護師や薬剤師等の各職種のスタッフが連携して治療にあたるチーム医療を行うことが求められるとしている．それを実現させるためには，チーム医療の核となる痛み診療部門を整備し，診療だけでなく，情報収集や情報発信，人材育成，講演活動等，慢性の痛みが持つ多様な問題点について，広く社会に啓発する役割も付帯することが望ましい．」等々としており，早期の痛みセンター構築の取り組みの必要性が指摘されている．

本邦における痛みセンター構築の取り組み

1 初期の取り組み

　痛みセンター構築についての取り組みは，当初から国が主導して取り組んできたものではない．我が国では臨床領域の疼痛治療は各科がそれぞれに取り組んでいるなか，むしろ基礎研究者が国際疼痛学会（IASP：Inter-

表1 "痛みセンター"に必要とされる医療スタッフ

器質的な医療の専門家	A1) 運動器の診察・評価ができる者（整形外科専門医, リハビリテーション専門医および運動器の診察・評価を対象とした学会の資格を有する） A2) 神経機能管理（ペインクリニック専門医, 麻酔専門医, 神経内科専門医, 脳外科専門医）
精神・心理の診療の専門医	B1) 精神・心理状態の診療の専門医（精神科専門医, 心療内科専門医） B2) 精神・心理状態の分析に充分な技量を有するとする認定を受けた者（臨床心理士等）
診療・評価・治療を主体的に補助する者	C) 看護師, 理学療法士, 作業療法士などが兼任以上でいること

national Association for the Study of Pain) などを通じて, 海外の集学的疼痛医療の実情を見聞きしていた. そのなかで, 名古屋大学環境医学研究所名誉教授（当時）であった故・熊澤孝朗先生が痛みの臨床医学分野の発展の必要性を訴え, 2002年に愛知医科大学に"学際的痛みセンター"と, それを支援するための"ファイザー痛み学寄附講座"を立ち上げている. ここでは, 麻酔科ペインクリニック（医師・看護師・臨床心理士）と基礎研究を行っているスタッフがチームを組んで, 臨床も担うという形作りが進められてきた（ここでの取り組みについては後述する）.

また, 2006年には大阪大学に色々な診療科が連携していく"疼痛医療センター"が創設されている. これらの取り組みは, これまで集学的チーム医療が行われてきていなかった慢性疼痛の分野に, まずは一つの形を作ろうとした意味で有意義であると考えられる. しかし, この形態を大学のなかで常設の機関としてきちんと根付かせるためには, その社会的な有益性だけでなく, 経費・経営的な面からも成り立つ運営の形を模索していく必要があると考えられる.

2 慢性痛研究事業開始以降の集学的（学際的）痛みセンター

2010年に厚生労働省から出された「今後の慢性の痛み対策について（提言）」により,

同年から厚生労働省では"慢性痛研究事業"が開始され, 現在に至っている. 現在まで行われてきた慢性痛研究事業（慢性痛研究班）の取り組みでは, 現在までに研究班所属の臨床スタッフが在籍する19大学で"痛みセンター"を構築する取り組みを進めている. この事業で構築を目指している"痛みセンター"は, 慢性疼痛診療の最終診療施設として位置づけられ, 器質的な専門家（運動器および神経の専門家）および精神・心理の専門家が所属し（表1）, カンファレンスなども行うことで集学的な診療を提供することを目的としてスタートした.

愛知医科大学学際的痛みセンターでは, これまでの研究班の事業における中核施設として, 独立型の集学的（学際的）痛みセンターを構築してきている. スタッフは医師（整形外科系3名, 麻酔科系2名, 精神科系1名, 他4名）, 理学療法士6名, 看護師2名, 臨床心理士1名で, 臨床での多職種カンファレンスを週2回行い, 慢性疼痛診療をすすめている. 痛みセンターでは投薬やブロック注射のような一般的な疼痛治療行為も必要に応じて行うが, 基本的にはこれまで治らなかった慢性疼痛患者に対して, 多職種多領域の医療者が多角的に分析することで, 患者のADL向上を目指した痛みにとらわれない体づくりと自立への指導を行うものである.

表2　集学的診療介入前後質問紙比較（3か月評価）

	介入前	介入後	p値	効果量r
NRS（最高）	6.6 ± 2.3	5.3 ± 2.7	< 0.001	0.45
NRS（最低）	3.3 ± 2.4	2.4 ± 2.1	< 0.001	0.39
NRS（平均）	5.8 ± 2.0	2.4 ± 2.3	< 0.001	0.61
NRS（現在）	4.9 ± 2.6	3.9 ± 2.6	< 0.001	0.40
PDAS	23.9 ± 13.2	18.0 ± 12.8	< 0.001	0.54
HADS	16.8 ± 7.8	13.9 ± 8.3	< 0.001	0.42
不安	8.2 ± 4.3	6.9 ± 4.4	< 0.001	0.35
抑うつ	8.6 ± 4.5	7.0 ± 4.7	< 0.001	0.40
PCS	34.0 ± 9.8	27.1 ± 11.9	< 0.001	0.54
反芻	12.6 ± 3.1	10.6 ± 4.0	< 0.001	0.47
拡大視	6.5 ± 3.3	5.1 ± 3.1	< 0.001	0.37
無力感	14.9 ± 5.1	11.4 ± 6.1	< 0.001	0.54
EQ-5D	0.57 ± 0.17	0.65 ± 0.18	< 0.001	0.43
PSEQ	25.6 ± 14.0	32.1 ± 14.9	< 0.001	0.46
AIS	8.9 ± 5.1	7.1 ± 4.5	< 0.001	0.36
ロコモ25	32.4 ± 20.9	25.0 ± 19.6	< 0.001	0.49

ave. ± SD, Wilcoxon signed rank test.
r＝0.1〜0.3：効果量小，0.3〜0.5：効果量中，0.5〜：効果量大

　これまで，平均3.8施設を巡っていろいろな治療を受けながらも満足な改善が得られなかった患者においても，3か月，6か月のフォローアップ調査で比較的良好な改善を得られたことが分かった（表2）．

　このように，システムを上手く構築すれば，これまで難渋していた痛み患者の痛みのみならず，生活障害度や満足度も向上させられることが分かってきている．一方で，厚生労働研究班所属施設のなかでも，各施設の事情が大きく絡むため，チームを作ること，そして運営していくことが困難な場合も多くみられている．さらに痛みセンターを構築し，永続させていくための課題も多いのが現状である．

痛みセンターを社会のなかで普及させていくために

　慢性疼痛は身体の問題であると同時に精神心理的な問題であることから，その診療にあたっては身体科（内科，整形外科，脳神経外科，麻酔科など）だけではなく，心身の問題を取り扱う精神科や心療内科といった診療科の視点も必要となってくる．さらに，患者を取り巻く社会とも密接に関連しているため，いわゆる病院で行う医療と福祉，社会への教育という観点も重要になってくる．したがって，慢性疼痛医療の中核となる"痛みセンター"を社会資本として構築するにあたっては，さまざまな領域横断的な協力が必要となり，永続させていくためには経営的にどのよ

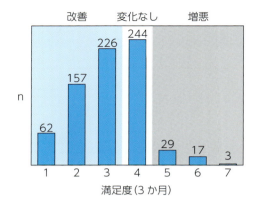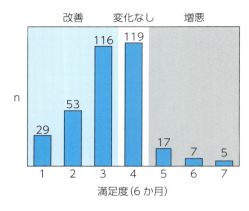

図1　研究班施設でチーム診療を行った患者の改善満足度調査

うに運営していくべきかについても考えていく必要がある．実際，米国で20年ほど前に構築された集学的な"痛みセンター"では，病院内における経営的な面からその多くが廃止されたり，縮小されてきたという歴史がある．

1 診療科を横断して痛みセンターを作る必要性とその際の課題

我が国では慢性疼痛を専門に取り扱うとしている既存の診療科はこれまでなく，多くの診療科が個別にそれぞれ取り扱ってきた経緯がある．そのため，A科で治らなければB科へ紹介というたらい回しが行われてきており，医療者側もその対策の必要性について認識している．実際，厚生労働研究班が2012年に全国医学部長病院長会議に対して総合的な痛みセンターの意義と実現可能性について聞いたアンケートでは，87％の施設で痛みに特化したチームを作ることが診療の効率改善につながると答えた一方で，32％の施設では実現不可能と答えている．また，集学的な疼痛診療システムの開設において解決が必要な問題としては，人（担当する人材）の問題が

87％，収益の問題が67％，場所の問題が48％であり，実際的に人員を割いて痛みセンターを構築することは困難な課題と考えられる．

1) 経営的な問題と診療報酬

集学的な慢性疼痛診療システムが有益性の高い医療システムであっても，診療行為に何らかの報酬がつかないと，病院経営的には存続させることは原則的に困難である．集学的な痛みセンターを担える医療者3名が診療に当たるとする場合，人件費的には医師であれば1名あたりおよそ1千万円/年かかることから，それに相応した医療収入が病院経営側としては必要とされる．なお，2012年に公私病院連盟が行った調査では，DPC（包括医療制度）の病院における医師一人あたりの入院からの1日平均収入は279千円となっている（心臓血管外科423千円，脳神経外科409千円，整形外科399千円，循環器内科369千円，呼吸器外科334千円）．また，DPCの病院における外来の1日平均収入は125千円（泌尿器科212千円，内科150千円，眼科139

千円，呼吸器内科129千円，消化器内科118千円など）である[1]．先にも述べたとおり，慢性疼痛医療の中核は多職種多領域の医療者による多角的な分析により，患者のADL向上を目指した体づくりと自立への教育・指導を行うものである．そのためには相応の診療報酬確保が必要となるが，現時点でそれが出来ていないのが実状である．

2）人員確保的な問題

我が国の医師の多くは大学卒業後（初期研修終了後）に，専門医になるべく各診療科の講座に所属し，そこで後期研修を行うことが多い．そのなかで，"痛みセンター"を構築することは色々な職種職域の専門家が協力してチーム医療を行うシステムを構築するということであり，既定の職務だけでも忙しい各診療科の医療者に新たなる負担を強いることにほかならない．少なくとも現在の医療体系のなかでは既存の診療科の協力なしにセンターを構築することは困難であり，先の収益性の問題とあいまって困難な部分が大きい．その点からは診療報酬と同時に，将来的には慢性疼痛を包括的に診断し指導できる医療者を排出できる部局の創設も視野に入れる必要がある．

3）他の医療機関および福祉や社会との連携

慢性疼痛を有する人は全人口の20％に上るという報告もあるなど，慢性疼痛患者の人口は非常に多い．一方，慢性疼痛研究事業が始まって7年，痛みセンターがようやく産声をあげつつあるなかで，これら多数存在する慢性疼痛患者をどのように交通整理し，必要に応じて対応していくかについては考えないといけない部分が大きい．慢性疼痛は器質的な要素と同時に心理社会的な要素を持っているので，医療提供体制からみると，痛みセンターはフロントラインで地域の慢性疼痛患者の診療に多く携わっているクリニックと連携を模索する必要がある．すなわち，必要な分析や指導を痛みセンターが担い，投薬などの診療はクリニックが行うなどの整理が求められる．

慢性疼痛患者はしばしば医療者に投薬やブロックなども含め過剰に依存するところがある．しかし，予防医学的な観点やフォロー体制から慢性疼痛をみてみると，痛みセンターや各診療科，クリニックを受診する必要がない慢性疼痛の理解や体づくりなどは，医療の現場を離れて一般社会への教育を通して行い，医療からの卒業後のサポートは医療と同時に福祉現場でも進めていく必要がある．

2 今後の方向性

慢性疼痛患者の精神心理的な面の分析を永らく行ってこられたメイヨークリニック医科大学精神科教授（当時）の故・丸田俊彦教授は，晩年の総説に「いかにもがいても，（痛みの要因を）器質性と心因性の区別はできない」，「患者の訴えが身体的なものである限り，いかに心理的な要素が疑われようが，身体面への手当を欠かすことはできない」と述べられている．多く難渋している慢性疼痛の患者を一人でも良くしていくためには，診療体制としての"痛みセンター"と同時に，それを担う人材の養成を請け負う"痛みセンター"の役割も，今後考えていく必要があると考えられる．

そのような意味から，現在研究班では慢性疼痛に習熟した医師とコメディカル（看護師，理学療法士，臨床心理士）が連携した小さなユニットとしての"痛みセンター"と同時に，大学などの医育機関・研究機関としての"痛みセンター"のあり方を模索する方向性を検討している．

参考文献
1) 一般社団法人全国公私病院連盟・一般社団法人日本病院会　平成24年病院運営実態分析調査の概要 http://www.hospital.or.jp/pdf/06_20130613_01.pdf （accessed 2017-05-19）

痛みセンターの立場から
慢性疼痛診療，痛みセンターを取りまく内外の状況と課題

Diagnosis for Chronic Pain：Internal and External Situation and issues around the Center of Pain.

横浜市立大学附属市民総合医療センター　**北原雅樹**

はじめに

　2016年9月末に，国際疼痛学会（IASP：International Association for the Study of Pain）の2年毎の学術集会である世界疼痛学会（WCP：World Congress on Pain）第16回大会が横浜で開かれた．アジアでは初めての開催であり，筆者はワークショップを一つ主催させていただいた．Sustainability of Multidisciplinary Pain Centerというテーマで，スウェーデン・ウプサラ大学痛みセンター前所長のDr. Stephen Butlerと，アイスランド レイキャビク大学痛みセンター現所長のDr. Magnús Ólasonと筆者の3人が演者として，学際的痛みセンターの歴史と現状，そして生き残っていくためにはどのような条件が必要か，について議論した．

　北欧諸国は，今は経済的に繁栄し（1人当たりGDPは日本よりも高い），社会も比較的安定している．しかし，つい最近まで，自然環境の厳しさ，国際政治の状況や戦争，世界経済の動向などに翻弄されてきた．そのなかで，医療費抑制と国民福祉の向上を大きな目的として慢性痛対策に国家レベルで取り組んだ結果，学際的痛みセンターシステムを取り入れたという経緯がある．

　このワークショップを準備する過程で，我々3人が危惧したことは，このようなテーマがどれくらい参加者の興味を引くかが分からなかったことである．最悪，内輪の参加者十数人で議論して終わりか……などとも半ば本気で覚悟していた．ところが，当日は200名近くの参加者があり，活発な議論が行われ，ワークショップ終了後も多くの参加者が残って筆者にアドバイスや励ましをくれた．WCPの全参加者は約4,400名であり，大盛況といって良いだろう．さらに，痛みセンターをどう維持していくか，については各国がそれぞれ問題を抱えていることがはからずも分かった．

痛みセンターを取りまく世界の流れ

1 学際的痛みセンターの誕生と広がり

　1961年に世界最初の学際的痛みセンターが，Dr. Bonicaによってシアトルに設立された．その後，徐々に学際的痛みセンターの有用性が世界中に広まっていき，特に21世紀に入ってから，世界各国で多くの学際的痛み治療施設が設立された（**表1**）．

　学際的な痛み治療は，難治性慢性疼痛に対して有効であるだけでなく，医療経済面からも有用性が高いことが示されてきた[1]ことも大きな要因である．なぜならば，1990年以降に世界経済を大きく揺るがせたさまざまな事件（**表2**）によって，バラ色の経済成長の夢を見続けることは不可能になった．そこで，各国政府は支出の無駄を省くことに躍起となり，その影響が慢性疼痛診療にも及んだのである．

表1 各国で学際的痛み治療を行っている施設数と推移

国名	人口（百万人）	総数	公立	私立	過去10年間の推移
オーストラリア	23	90	公私は不分明		増加
ベルギー	11	9 + α	9	不明	増加
カナダ	35	203	122	81	増加
デンマーク	5.6	10	5	5	増加
イギリス	56	138 + α	138	不明	増加
フランス	65	81	78	3	増加
イスラエル	8	11	8	3	増加
オランダ	17	7	0	7	増加
ニュージーランド	4.4	10 + α	10	不明	増加
スペイン	46	6	6	0	増加
スウェーデン	9.5	28 + α	25	30？	増加
アメリカ（非在郷軍人病院）	292	90	0	90	減少
アメリカ（在郷軍人病院）	21.8	59	59	0	増加

(Schatman M. Interdisciplinary Chronic Pain Management：International Perspectives. Pain Clinical Update 20：1-5；2012. より引用改変)

表2 1990年以降の世界と日本の主な経済的事件

年月	事柄
1991年12月	ソビエト連邦崩壊
1997年	アジア通貨危機. タイ, インドネシア, 韓国などがIMFの管理下に
1998年8月	ロシア政府が一時的な債務不履行を宣言. 世界金融不安に拡大
1998年10月	日本長期信用銀行が破綻, 国有化. 日本のバブル崩壊の象徴（日本）
1999年1月	欧州共通通貨（ユーロ）の誕生
2000年	ITバブルの崩壊
2006年1月	ライブドアショック（日本）
2008年9月	リーマンショック
2010年	欧州債務危機
2016年1月	日銀がマイナス金利を導入（日本）

（日本）は影響がほぼ日本国内だけにとどまったもの.

❷ アメリカ合衆国における学際的痛み治療施設

　このような経緯から，学際的痛みセンターのシステムは概して国民皆保険制度を持つ国々で政府の支援を受けつつ設立・維持されてきた[2]．表1から分かるように，学際的痛み治療を行っている施設数が，先進国で唯一減少しているのがアメリカ合衆国である．し

かし，アメリカ合衆国でも在郷軍人病院（合衆国内に滞在している軍関係者のための病院）では増加している．これは，国民皆保険制度がない自由競争市場（アメリカ合衆国など）では，一般病院（非 在郷軍人病院）は生き残りをかけて利益を最大にしようとするため，学際的痛みセンターなどのような非採算部門は切り捨てられてしまうことが多い．それに対して，在郷軍人病院は軍事予算で賄われており，総額が決まっている軍事予算をできるかぎり効率的に使おうとする．その結果，直接的なコストは高くても，全体としては効率が良くなる学際的痛み治療を導入したほうが良いということになる．

3 痛み医療とモントリオール宣言

痛み医療について各国政府がより注力するきっかけとなったのが2010年のモントリオール宣言（Declaration of Montréal 2010）である[3]．これはIASPの中心メンバーが世界に向けて発信した「痛みに関する人権宣言」と言うべきものである．適切な痛み診療を受けられることは基本的人権の一つであると規定し，適切な環境を整備し，的確な診療を行うことは，すべての政府機関・医療機関・医療専門職の義務であるとして，早急な対応を強く促している．実際，「モントリオール宣言に基づいて」という言葉を筆者は海外視察の際に何回も耳にした．

さらに現在，世界保健機関（WHO）からIASPに対し，国際疾病分類（International Statistical Classification of Diseases and Related Health Problems：ICD）の改訂（第11版）に際して，疾病分類で慢性疼痛を独立させたいので原案を出すように，という要請が行われ，それに対してIASPのワーキンググループが対応している[4]．慢性疼痛が独立した疾病単位としてICDに認められればきわめて画期的であり，慢性疼痛診療への取り組みが世界中でさらに進展することになると思わ

れる．

日本の状況

1 ニッポン一億総活躍プラン

1990年代初頭にバブルが崩壊してから，「失われた20年」と呼ばれるような長い経済的停滞に，日本は苦しんでいる．この20年間には，さまざまな政治的・経済的大問題に世界中が直面してきた（表2）．しかし，日本以外の先進諸国は，医療制度を含むさまざまな社会システムの改革を積極的に行うなどして，何とか乗り切ってきた（図1）．

日本では，2016年度一般会計予算の歳出総額は96兆7218億円であり，しかも歳入のうち35.6％は公債金（つまり借金）に頼っている一方，2015年度の概算医療費が41.5兆円に達し，13年連続で過去最高を更新している．さらに，日本の高齢化率は群を抜いて高く，今後もさらに高齢化が進むとみられており（図2），65歳以上の人口は2015年で3,300万人（全人口の26.8％）なのが，2025年には3,600万人（30.3％）にもなると予想されている．安倍内閣が主唱している「ニッポン一億総活躍プラン」とはこのような状況に対して提唱されたものであり，医療費の抑制や労働生産性の向上は喫緊の課題である．

2 慢性疼痛の経済的損失

慢性疼痛の影響は日本でも大きく，痛みによる欠勤での労働損失（アブセンティズム）は年間1兆8千億円，プレゼンティズム（疾病就業）による経済的損失は年間15兆円にも上るという研究もある[5]．その一方，学際的痛み治療を行っている医療施設が全国に数か所しかないこと，医療保険制度を含む政府関係からの援助がほとんど得られないこと，医療者に対する痛みについての教育が行われていないこと等，日本での痛み対策は諸外国

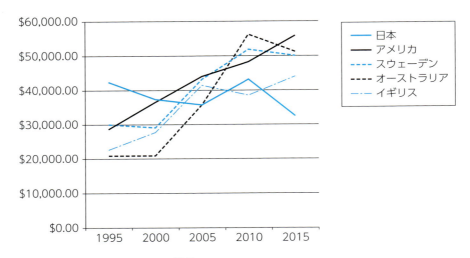

図1 各国の一人当たりGDPの推移

(世界銀行 (World Bank) のデータベースより作成)

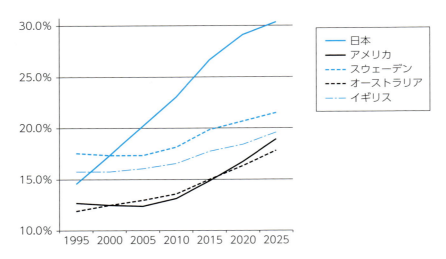

図2 各国の高齢化率の推移 (2020年以降は予想)

(国際連合 World Population Prospects：The 2015 Revision のデータより作成)

に比べてはるかに遅れている．前述したようにICD-11に慢性疼痛を独立した疾病単位とすることに，日本がどのように対応するのかも，はっきりとは定まっていないようである．ここ数年で，欧米先進諸国だけでなく，アジア地域だけでも，マレーシア，インドネシア，香港，シンガポール，中華人民共和国，フィリピン，ラオスなどで，国家レベルの施策として痛み医療に取り組み始めている．日本はまさに"痛み医療の最貧国"になりつつある．

3 「慢性の痛み対策基本法（仮称）」立法に向けて

もちろん，このような状況を打開しようと

して，各方面からさまざまな動きが起こり始めている．2010年に「今後の慢性の痛み対策について（提言）」が厚生労働省の主導でまとめられた[6]のを契機として，厚生労働省研究班と密接に連携しつつ「痛みセンター連絡協議会」が2012年に設立された．そこでは，学際的痛み診療を志している全国の大学病院級の医療機関（設立時11医療機関，2017年4月現在21医療機関）が協力し，共通の問診票を用いて学際的痛み治療の有効性を検証するなどしている．また，慢性疼痛関連の患者団体からの要望で国会議員有志が集まり，「慢性の痛み対策議員連盟」（会長：野田聖子衆議院議員）を結成し，がん対策基本法が日本での緩和ケアの普及に大きく貢献したことを鑑み，「慢性の痛み対策基本法（仮称）」を立法しようと奮闘している．

政府もようやく重い腰を上げ始め，厚生労働省は平成28年度から「予算概算要求の主要事項」の中に慢性疼痛対策の推進を明記して[7]，慢性疼痛への取り組みを位置づけている．また，平成28年6月に閣議決定された「ニッポン一億総活躍プラン」の中では，慢性疼痛対策に取り組むと明言されている[8]．さらに，厚労省と，痛みセンター連絡協議会，痛みに関連したいくつかの学会とが協力し，学際的慢性疼痛診療をどのようにしたら診療報酬の対象にできるかを検討中である．

このような動きが出てきていることは喜ばしいことではある．しかし，厚労省の慢性疼痛対策関連の予算は年間総額2億円程度で，慢性疼痛の社会的影響（推計約20兆円）と比較すると微々たるものとなっている．行政，立法，マスコミ，一般大衆に対し，慢性疼痛診療体制の充実が重要であることを広く啓発する必要がある．

おわりに

WCPのワークショップで，「理想的な環境で動いている学際的痛みセンターなどは世界のどこにもない．それぞれの国のそれぞれの痛みセンターが，さまざまな困難に直面している．」とある参加者が発言した．それに対して別の参加者が「そのためにも，情報を共有し，たがいの経験から困難の乗り切り方を学ぶ必要がある」と受け，会場では拍手喝采が起こった．

痛み診療体制の構築で日本は大きく遅れているが，だからこそ，先達の成功や失敗から学べることも大きい．それらを糧にして，痛み診療の臨床・研究・教育・広報の中心となる学際的痛みセンターシステムをできるだけ早く構築するため，我々各自の一層の努力が求められる．

参考文献

1) Kamper SJ, Apeldoorn AT, Chiarotto A, Smeets RJ, Ostelo RW, Guzman J, van Tulder MW：Multidisciplinary biopsychosocial rehabilitation for chronic low back pain：Cochrane systematic review and meta-analysis. BMJ 2015, 350, h444.

2) 北原 雅樹：海外における集学的疼痛治療の現状. Locomotive Pain Frontier. 2012, 1, 66-70.

3) Declaration that Access to Pain Management Is a Fundamental Human Right. http://www.iasp-pain.org/DeclarationofMontreal?navItemNumber = 582 accessed 2017-05-18）なお，日本語訳は https://www.facebook.com/notes/%E7%AC%AC9%E5%9B%9E%E6%97%A5%E6%9C%AC%E9%81%8B%E5%8B%95%E5%99%A8E7%96%BC%E7%97%9B%E5%AD%A6%E4%BC%9A/%E3%83%A2%E3%83%B3%E3%83%88%E3%83%AA%E3%82%AA%E3%83%BC%E3%83%AB%E5%AE%A3%E8%A8%80%E5%85%A8%E6%96%87%E5%92%8C%E8%A8%B3/960389560675923 を参照

4) IASP Task Force for the Classification of Chronic Pain. A classification of chronic pain for ICD-11. Pain. 2015, 156, 1003-1007.

5） Wada K, Arakida M, Watanabe R, Negishi M, Sato J, Tsutsumi A：The economic impact of loss of performance due to absenteeism and presenteeism caused by depressive symptoms and comorbid health conditions among Japanese workers. Industrial Health. 2013, 51, 482-489.

6） 厚生労働省報道発表資料 今後の慢性の痛み対策について
http://www.mhlw.go.jp/stf/houdou/

2r9852000000ro8f.html accessed 2017-05-18)

7） 厚生労働省：平成28年度厚生労働省予算概算要求の主要事項 第5 健康で安全な生活の確保
http://www.mhlw.go.jp/wp/yosan/yosan/16syokan/dl/02-13.pdf accessed 2017-05-18)

8） 首相官邸：ニッポン一億総活躍プラン（平成28年6月2日閣議決定）
http://www.kantei.go.jp/jp/singi/ichiokusoukatsuyaku/pdf/plan1.pdf accessed 2017-05-18)

慢性痛の臨床研究，教育の日本での方向性

Future direction of Clinical Study and Education for Chronic Pain in Japan.

大阪大学大学院医学系研究科 疼痛医学寄附講座 教授 **柴田政彦**

はじめに

目に見えず，直接測ることも難しい痛みではあるが，これまで国内外で多くの研究がなされ，薬物療法，外科手術やインターベンショナル治療，リハビリテーションなどの理学療法や心理療法など，さまざまな対処法が検討，実施されてきた．こうした臨床研究を通じて見えてきた国内での疼痛研究における課題としては，疫学，社会学的研究の必要性と，「集学的疼痛診療」の実践が挙げられる．こうした課題を解消し，より多くの人を辛い痛みから解放するためには，「集学的痛みセンター」の設立と普及，さらに「課題解決型人材育成事業」による幅広い教育普及活動が欠かせないものとなる．

慢性疼痛研究の現状

■1 国内における疼痛研究の現状

1) 新薬開発のための疼痛研究

製薬会社が実施する新薬の効果検証のための研究は，近年まで国内での慢性疼痛の臨床研究において，中心的なボリュームを占めてきた．これらの研究は大規模なものが多数実施され，鎮痛薬として100年近い長い歴史を持ち，優れた鎮痛効果と安全性が立証されてきたことから広く用いられている「アセトアミノフェン」に限らず，「非ステロイド性抗炎症薬（NSAIDs）」や，「オピオイド鎮痛薬」，「抗てんかん薬」「抗うつ薬」「向精神薬」など，幅広い薬剤が慢性疼痛の治療に有効であることが分かった．

痛みの薬物療法では，痛みの種類によって効果が期待できる薬剤の種類も異なることも研究によって判明し，こうした事実は近年の疼痛研究の一つの成果であるといえる．

2) 治療効果を測る疼痛研究

一方で，外科手術や各種ブロック治療，高周波熱凝固法，パルス高周波法などの，いわゆるインターベンショナル治療や，リハビリテーションといった理学療法による治療効果を測る研究も進められてきた．これらの研究では，器質的疾患の改善具合と疼痛の解消の関係において，患者によっては大きな差が表れるということも分かり，こうした臨床研究の結果が，痛みの原因さえなくなれば痛みもよくなるという原因論だけでは解決できない痛みがあるという考えに結びついてきた．

3) 臨床心理学的疼痛研究

日本国内の国際疼痛学会（International Association for the Study of Pain：IASP）会員には，臨床心理士も非常に多く，高度な臨床心理学的疼痛研究も盛んに行われてきた．しかし，国内医療の現場では臨床心理士が国家資格保有者ではないという特殊な事情もあり，これらの心理系職種が十分に活躍してこなかった現状もある．そのため，これらの臨床心理学的疼痛研究についても，十分になされてきたとは言い難い．

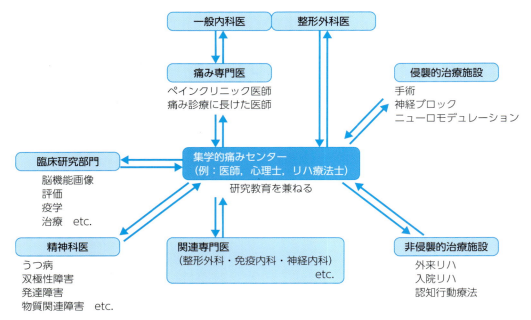

図1 慢性の痛み医療システム

2 海外における疼痛研究の現状

1) 疫学的疼痛研究

　海外においても，新薬や治療の効果を測る研究は盛んに行われてきた．その一方で，薬剤開発や治療に関わらない，公衆衛生的で大規模な疼痛研究も進められている．非常に大きなスケールで実施されてきたこれらの研究では，治療の臨床効果にとどまらず，痛みを持つ人の総数や，痛みによる社会的コスト，痛みの発生が地域や職業などのどのような要因と関連するのかといった，幅広い調査研究が行われてきた．海外においてこうした疫学的疼痛研究が大規模に行われてきた背景には，痛みによって退職や転職，休職などに至る患者がかなり多く存在し，社会問題となってきたという背景も考えられる．

　こうした疫学的疼痛研究の結果により，痛みによる退職，休職，欠勤による「アブセンティズム（absenteeism）」，および就業はしているけれど痛みのせいで十分に能力を発揮できない「プレゼンティズム（presenteeism）」による損失が大きいという事実がはっきりと示されたといえる．

2) 生物心理社会的モデルに基づく包括的疼痛研究

　「アブセンティズム」，「プレゼンティズム」による損失を重く見てか，海外では従来とは異なるアプローチでの治療やそれに紐づく疼痛研究も盛んに行われている．痛みの治療を従来の「生物学的モデル」だけではなく，「生物心理社会的モデル」からも考える治療，研究だ．つまり，痛みの原因を従来のように外傷や内臓疾患などの器質的原因のみに限定することなく，社会的ストレスや不安，うつなどの心理社会的な方向からも原因を探るアプローチである．海外ではこうしたアプローチのために診療科を超えて医療者がチームを組んで治療にあたる「集学的慢性疼痛診療チーム（multidisciplinary chronic pain management team）」の取り組みが多数実施され，成果を挙げている（図1）．

国内における慢性疼痛研究の課題

1 海外との対比で見えてくる課題

1) 集学的慢性疼痛診療の必要性

　従来，薬剤や治療の効果を測ることが主眼となってきた国内での慢性疼痛研究だが，もちろんある一定の成果は挙げてきた．とはいえ，これらの薬剤や治療により器質的原因を除去することが，すなわち痛みの解消につながる訳ではないというデータも研究により得られ，従来の枠組みを超えた新しいアプローチでの治療とそれにつながる研究の必要性が見えてきたのも事実といえる．特に，従来の疼痛治療の現場で比較的軽視されてきた心理学的アプローチについては，今後さらに見直される必要がある．

2) 疫学的，経済学的疼痛研究の必要性

　わが国において，慢性疼痛の疫学的研究が海外ほどのスケールで実施されてこなかった背景には，我慢強い国民性からか，痛みによる離職，休職，欠勤などの「アブセンティズム（absenteeism）」がさほど問題視されてこなかった事実がある．しかし一方で，会社を休まないまでも痛みのせいで仕事の効率が下がっているという「プレゼンティズム（presenteeism）」の傾向はうかがわれ，最近の研究では，日本人の時間あたりの労働生産性は各国と比較しても極めて低いという結果も出ている．こうした疼痛患者の「プレゼンティズム（presenteeism）」による損失についての研究は，国内では始まったばかりの段階であり，海外と比較して十分になされてはいない．

　また，潜在的疼痛患者の割合や地域，職業による疼痛発生率の差異なども，十分に調査研究されているとは言えない．今後，こうした疫学的，経済学的観点からの疼痛研究は，国内でさらに進められるべきであろう．

2 課題解決のために必要な視点

1) 個人の経験に捉われない視点

　痛みの問題を考えるとき，医師をはじめとする医療職や医療の仕組みを作る行政，医療を消費する一般国民が，痛みについての正しい知識や情報を持っていない現状では，痛みについてはどうしても自分の経験を元に考えてしまう．幼少期から転倒して膝を擦りむいたり，虫歯になるなどの経験を通じて「痛い」という語の使い方を学ぶのであり，痛みがあれば必ず身体のどこかが悪いという経験から，痛みを捉えてしまう傾向があるのだ．

　しかし，実際には痛みの原因となる外傷や疾患が治ったあとにも痛みが続くことがあり，身体的な原因が捉えられないような，医学的には重要でないと考えられることがきっかけであったとしても，痛みが強く慢性化する事例は少なくない．まずは，「痛みにはすべて器質的原因がある」という個人の幼少期からの経験に基づく視点を捨て去ることから，従来の課題を解決する新たな疼痛治療は始まるのだ．

2)「集学的診療」に基づく視点

　現在の医療体系では，痛みがあればどこかが悪いはず，悪いところが見つからなければ心因性といった考え方が主流となってきた．しかし，それぞれの医療の専門家が，それぞれの専門分野のみに目を向けていたのでは，痛みの治療成果を挙げることは困難であることは，これまでの臨床研究を通して判明してきた．他分野の専門家がそれぞれの知識と技術を持ち寄って，チームを組んで患者の痛みと向き合う「集学的診療」こそが，今後のよりよい疼痛治療に必要とされるものである．

3) 生活の質（Quality of Life：QOL）の向上を目的とする視点

　一般患者が痛みを感じて受診し，通常の診察や検査でその痛みの原因が明らかにできないことは少なくない．人間の体には自然治癒

力があるため，痛みが自然に消失すれば問題ないが，何らかの理由で痛みが長く続くこともある．検査で異常が見つからない，あるいは良かれと思った治療法で効果がないとなると，患者は痛みの原因追求とその解消のための代替法を求めて奔走を始める．

医療への期待がエスカレートし，医療依存の状態に陥ることから，他の複数医療機関受診などを繰り返し，「受け入れられない」と心理的不快感を受ける．こうした現象が起こると，精神不安から痛みの慢性化や新たな痛みを呼ぶことにつながるだけでなく，行動にも影響が表われ，家庭内や社会生活においても障害が生まれることもある．こうした現象を予防するためには，痛みの原因追求と解消に限らない，生活の質（Quality of Life：QOL）の向上を目的とする視点を，医療者，患者の双方が持ち続けることも重要となる．

慢性疼痛治療と研究の今後

1 新しい慢性疼痛治療のために

1)「集学的チーム診療」実践と理念共有

整形外科医，一般内科医，ペインクリニックなどの痛み専門医，精神科医など領域を異にする各専門医が，それぞれ単独で患者の痛みに向き合う従来の体制から，各科医師が連携して治療にあたる「集学的チーム診療」へと移行していく必要がある．そのためには，各科専門医がこれまでの臨床研究で得られた知見を持ち寄り，理念を共有することが前提となる．この理念は，医師だけに限らず，痛み治療に関わる療法士，心理士，介護士，薬剤師らすべての医療者に共有されるべきであり，さらに医療者のみならず，行政や研究者，政治家や一般国民にまで広く共有されることが望ましい．

2)「集学的痛みセンター」の設立と普及

「集学的チーム診療」の診療モデルを整備するため，核となる施設「集学的痛みセンター」を全国各地に設立することも望まれる．痛みを持つすべての国民が，痛み治療の入口としてセンターを利用できるよう，各所に配置すべきである．この「集学的痛みセンター」は診療施設であると同時に，臨床例を多数挙げる研究調査施設でもあり，「集学的チーム診療」を行う各種医療者を育成する教育施設でもある．

「集学的痛みセンター」で新たな痛み治療の理念とノウハウが整備され，その教育普及がなされた暁には，センターの役割は終了する．つまり，かかりつけのクリニックなど日常レベルの医療施設にまで，痛みへの正しいアプローチが定着しさえすれば，もはや「集学的痛みセンター」は必要なくなるのだ．

2 「課題解決型人材育成」のために

慢性疼痛治療にかかる医療費コストは膨大に上り，痛みや治療のために就業できないことによるコストも莫大である．これらコストの削減のためには，痛みの慢性化が起こる仕組みについて，科学的，あるいは社会科学的，心理学的といった他分野に渡る，大きな枠組みの中で理解する必要がある．その意味で，適切な医療を提供するためには，以下に挙げるとおりの「課題解決型人材育成事業」による幅広い教育普及活動が欠かせないものとなるだろう．

1)「モデル・コア・カリキュラム」改訂

文部科学省による医歯学教育の「モデル・コア・カリキュラム」は，2018年度からの新カリキュラム実施を目指して6年ぶりの改訂作業が始まった．2001年に策定された「モデル・コア・カリキュラム」だが，2011年の改定時にようやく「慢性疼痛」の用語が掲載されるようになるまでは，痛みについての内容は皆無であった．「多様な医療ニーズに

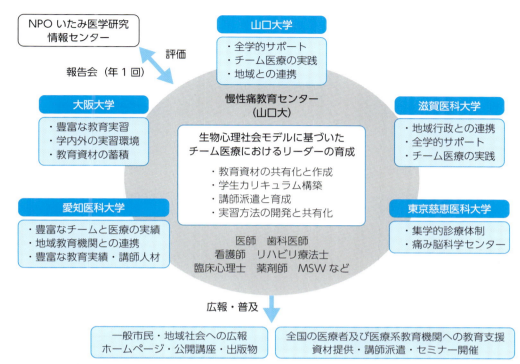

図2 慢性の痛みに関する教育プログラムの構築

対応できる医師・歯科医師の養成」をキャッチフレーズとする新カリキュラムには，これまでの臨床研究実績を生かした「疼痛基礎学」「各種疼痛と評価法」「慢性疼痛治療法」「難治疼痛」「緩和ケア，チーム連携」などの内容を軸とした，慢性疼痛教育も盛り込まれるべきである．

2) 大学連携組織による教育プログラム

構築された「コア・カリキュラム」を元にした，教育プログラム整備も予定されている（図2）．付属病院に痛みセンターを有する山口大学，大阪大学，滋賀医科大学，愛知医科大学，東京慈恵医科大学の5大学連携組織によるこの教育プログラムでは，山口大学に設置される「慢性疼痛教育センター」を軸に，「生物心理社会モデル」に基づいた学生教育と，チーム医療におけるリーダーの育成を目指し，医療者および医療系学生に対して慢性疼痛教育が継続的に実施される．5大学ではそれぞれの強みやメリットを生かしたカリキュラム，教育実習方法を開発するとともに，講師の相互派遣や人事交流により専門家を育成する．痛みセンター設立事業加盟大学（14大学）およびその他の慢性痛診断拠点病院へとノウハウを波及させ，全国均てん化に向けた慢性疼痛教育ネットワークを構築する．これらの事業すべては「NPO法人いたみ医学研究情報センター」による定期的評価を受け，継続的にブラッシュアップされる．

おわりに

痛みには必ず原因となる器質的疾患が存在し，それを治療することで痛みは解消されるという従来的な痛みへのアプローチから，よ

り大きな枠組みで痛みを捉え，痛みの解消よりむしろ痛みを持つ人の生活の質向上を目指すアプローチへと，慢性疼痛治療は変わりつつある．より多くの患者を痛みという苦しみから解放するためには，痛みについての正しい知識を普及させること，全人的に痛みに対応できる医療者を育成することが今後不可欠となる．

3章 4 慢性の痛みに関する教育プログラム

Education Program about Chronic Pain.

山口大学大学院医学系研究科 整形外科学 教授 **田口敏彦**

はじめに

慢性の痛みに対する治療および研究は，多方面からのアプローチで進められ，その進歩は目覚ましいものがある．この社会背景として，1980年代後半より慢性痛の社会に対する影響が強く現れるようになり，疼痛治療のための医療費の増大や，勤労できない経済的損失などが大きく問題視されるようになったことが挙げられる．わが国では慢性の痛みで推定2700万人が悩んでおり[1]，患者自身のADL，QOLの低下は勿論，それに伴う社会的損失も大きく，経済的損失は1兆8000万円とも言われている[2]．

このような状況のなかで，厚生労働省は平成21年12月に「慢性の痛みに対する検討会」を発足させた．さらに平成22年9月には，今後の対策として①医療体制の構築，②教育，普及・啓発，③情報提供，相談体制，④調査・研究，の4点を提言し，痛みを完全に取り除くことは困難であっても，痛みの適切な管理と理解をおこなうことによって，痛みを軽減し生活の質を向上させることができるとした[3]．

本稿では，わが国における慢性の痛みに関する大学教育の現状について述べ，私たちの現在進行しつつある「課題解決型高度医療人材養成プログラム—慢性の痛みに関する領域—」の概要について述べる．

慢性の痛みをめぐる現状

1 慢性の痛みに対する大学教育の現状

慢性の痛みの大学教育の実態調査のために，全国の医科大学・医学部80大学を対象にしてアンケート調査を行い，60大学（597講座）から回答を得ることができた．対象となった講座は，基礎系では解剖学，薬理学，生理学，生化学，臨床系では，神経内科学，整形外科学，麻酔科学，緩和医療学，免疫内科学，リハビリテーション医学，脳神経外科学，精神医学，心療内科である．アンケート用紙を表1に示す（表1）．

医学部医学科の学生に対して痛みについての講義については，回答のあった60大学すべてがいずれかの講座で担当して実施していた．講座数では367講座が担当していた．このうちアンケート質問票の［3］から［8］の全講義を行っている大学が45大学あった．この全講義を複数の講座で分担している大学が18大学，すべての講義を単一講座ですべての講義を行っているのが27大学あった．単一講座で担当している講座は，麻酔科17，整形外科3，脳神経外科1，リハビリテーション医学1，疼痛緩和医療学1，認知行動医療学1，臨床腫瘍学1，侵襲制御学1，その他1講座であった．

おおよそ75％の大学が慢性の痛みの講義内容をカバーしているようであるが，［7］，［8］の質問項目については授業されていない大学

表1　課題解決型高度医療人材養成プログラム —慢性痛に対する医学教育の実態調査

貴講座で実施されている講義の中で「痛み」に関連した内容についてお知らせ願います。

貴殿の講座名 _____

[1] 貴殿の講座で痛みに関連した講義（医学部医学科の学部生対象）がありますか？

　　　（ない　ある）

　[1] で「ない」とお答えになった方に理由をお伺いします。

　　　　1. 必要ない　2. 時間がない　3. その他 _____

　[1] で「ある」とお答えになった方にお伺いします。

[2] 痛みに関連した講義の内容をすべてあげてください

　　　例：痛覚伝導路　オピオイド　腰痛　がん性痛　術後痛など

```



```

貴講座が担当している講義で、下記に言及されているかどうかについてお伺いします

[3] 急性痛と慢性痛の違いについて

　　　（ある　ない）

[4] 神経障害性疼痛について

　　　（ある　ない）

[5] 痛みの中枢性過敏について

　　　（ある　ない）

[6] 痛みの慢性化の機序について

　　　（ある　ない）

[7] 慢性痛に対する心理療法や運動療法について

　　　（ある　ない）

[8] 慢性痛に対する集学的アプローチについて

　　　（ある　ない）

[9] 慢性痛に関連した診療科横断型の共通の教育プログラムがあるのが望ましいとお考えですか？

　　　（望ましい　必要ない）

[10] そのように感じられる理由についてお教え願います

```



```

　　　　　　　　　　　　　　　　　　　　　ご協力ありがとうございました。

がみられた．質問項目の [9] の「慢性痛に関連した診療科横断型の共通の教育プログラムがあるのが望ましいとお考えですか？」という質問に対しては，図2のごとく424講座（71％）が必要と回答しているが，48講座はその必要がないと回答している．その理由として，時間的な制約：12講座，現状が分からない（基礎だから）：10，従来通りでよい：9，オーガナイズできない：5，卒後の問題である：4，その他：8であり，現在の医学部の限られた授業時間内にさらに新しい講義を組み込みこむことが難しいこと，オーガナイ

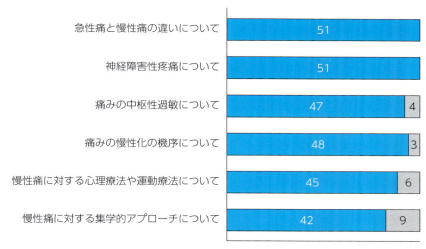

図1　各大学での痛みの講義内容について（51大学）

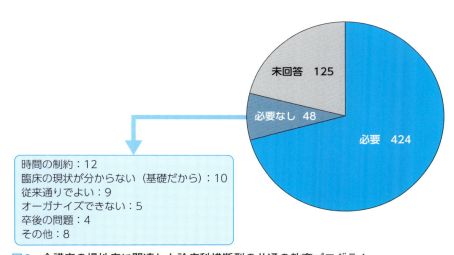

図2　全講座の慢性痛に関連した診療科横断型の共通の教育プログラム

ズできる教官がいないことが大きな問題であるとともに，基礎系の講座では慢性痛の臨床での問題が実感できていないこと，従来通りで良いという理由など現状が十分に伝わっていないことも挙げられる．またたとえ教育プログラムがあっても各講座がバラバラなため，教育できないと懸念する意見もあった．

講座別に慢性の痛みに関する授業の実施の有無について図3に示す．臨床系では，麻酔科51大学で，ほぼ質問内容について網羅した講義が行われている．痛みの講義の実施率は整形外科，脳神経外科，神経内科，精神科，リハビリテーション科と順次低下しており，講義がされていても，慢性痛に対する心理療法や運動療法や慢性痛に対する集学的アプローチの講義ができていないところが多かった．基礎系では薬理学，解剖学，生理学，生化学の順に慢性痛の講義がされている比率が多かった．また生化学においては担当すべき分野ではないという意見が多かった．

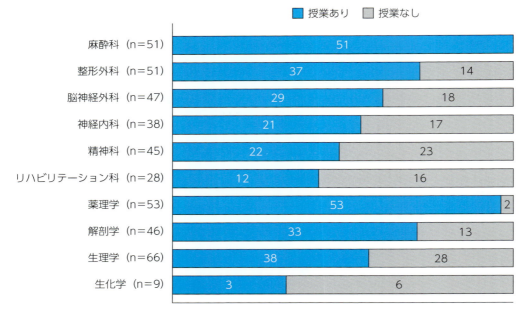

図3　各講座の痛みの授業の有無

2 慢性疼痛教育の必要性

　諸外国では早くから，慢性疼痛に対する生物学的モデルの限界が指摘され，生物心理社会モデルの導入や，多職種による集学的な診療チームによる治療介入が進んでいる．わが国ではこうした取り組みはまだ始まったばかりといえる．慢性疼痛に対する診療体系が，以前には医学教育のなかではカリキュラムとして存在しなかった領域であり，この領域での教育体制がいまだ不十分な点が大きな要因になっている．教育の現況については上述した通りであり，各診療科が個々に講義していることが多く，学生に慢性疼痛に対する知識があまり定着していないということが考えられる．
　アンケートをした597講座のうち，上述したように慢性痛に関連した診療科横断型の共通の教育プログラムがあるのが望ましいと考えている講座は427講座あり全講座の71%であった．ところが427講座のうち，実際に共通プログラムがある講座は112講座（26.2%）に過ぎない．診療科横断型の共通の教育プログラムがあるのが望ましいことはいうまでもないが，教育の現場からは，「このようなプログラムは，基礎は基礎，臨床は臨床の各科できちんと行えば良い」とか，「診療体制としては病院外来に疼痛治療センターなど診療横断型があれば好ましいが，教育には不要である」という意見もあり，現在の教育内容の過密を考えるとやむを得ない現場の声でもある．
　現在，基礎並びに臨床の各分野の専門家が，各領域で研究を進めており，分野の垣根を越えた情報共有と，集学的な痛みへのアプローチの必要性は認識されるようになった．教育においても，このような共通プログラムがあれば，学生の段階から集学的痛み治療への認識を持ってもらえることが期待でき，有益であることは言を待たない．慢性疼痛の基礎的知識から実践的知識を有する人材の養成が，将来的なわが国の慢性疼痛医療を支えるために急務であると考えられる．質の高い慢

性疼痛教育の提供に，コストとマンパワーが必要となる．教育により臨床成績を向上させることで，削減が見込める慢性疼痛領域での医療費は膨大である．教育に投資することで，長期的視野に立てば大きな回収が見込めるのである．

「課題解決型高度医療人材養成プログラム ―慢性の痛みに関する領域―」について

慢性痛領域での高度教育システム整備への必要性を考え，山口大学，大阪大学，滋賀医科大学，愛知医科大学，東京慈恵会医科大学の連携5大学は「慢性の痛みに関する教育プログラムの構築」計画を平成26年度，文部科学省によって公募された「課題解決型高度医療人材養成プログラム － 慢性の痛みに関する領域 －」に応募し，文部科学省大学改革推進等補助金の採択を受けた．事業は医療系学生に対しては，生物心理社会モデルに基づいた慢性痛教育を継続的に実施し，医療従事者に対しては，チーム医療におけるリーダーの育成を図ることを目的に平成29年度から開始された．

1 プログラムの概要（図4）

痛み治療において，集学的チーム診療の必要性が求められるなかで，5大学が協力することにより，厚労省研究班で開発してきた「痛みの教育コンテンツ」などの教育資材を共有し，更に洗練することで，質の高いものを作ることが可能となった．対象は，医学生，医師，薬剤師，理学療法士などの医療従事者が想定され，セミナーの開催や人材交流を通して地域の医療期間との連携を深め，慢性の痛みを対象とした教育・診療システムの整備につなげる．その活動の1つとして「慢性痛教育センター」を拠点としたeラーニング事業が挙げられる．また，インターネッ

ト，公開講座，出版物などを通して一般市民・地域社会への広報へも努め，それぞれの地域における慢性の痛みに関する知識の教育・普及と，そのボトムアップへの貢献も目指すものである．

2 「慢性痛教育センター」を拠点としたeラーニング

山口大学に「慢性痛教育センター」を設置し，ここを拠点に平成29年4月からeラーニング講座を開講し，慢性痛の概念などの基礎的知識からその評価・対応について実践的知識を有する人材を育成していくことを目標にしている．履修終了時には山口大学学長印による認定証が授与される．124時間のカリキュラムは1年間での受講が標準であるが，必要に応じて特定の単位講座のみを選択受講することも可能である．インターネット接続環境にあるPCや，タブレットなどの携帯端末さえあれば，いつでもどこでも受講できるというシステムの利便性を生かし，多様なスタイルでの受講が想定されている．

1）連携各大学の実績を生かしたカリキュラム開発

連携5大学には，いずれも他職種連携により慢性痛治療に取り組むペインセンターが開設されている．各大学では，独自性のある運営スタイルや診療内容で，ペインセンターを長く運用してきており，これまでの実績が，新たな教育プログラム構築に有用であった．当プログラムでは，痛み治療の診療経験と臨床データ等の実績を活用し，痛みの評価や対応についての共通教育プログラムを構築している．コアカリキュラムは「疼痛基礎学」，「各種疼痛と評価法」，「慢性痛治療法」，「難治疼痛」，「緩和ケア，チーム連携」の臨床に基づく5つのカテゴリを軸に，基礎教育を行う教育者，麻酔科，整形外科，ペインクリニック科，精神科など各科専門の基礎研究者，医師，理学療法士などが知見を持ち寄り，内容

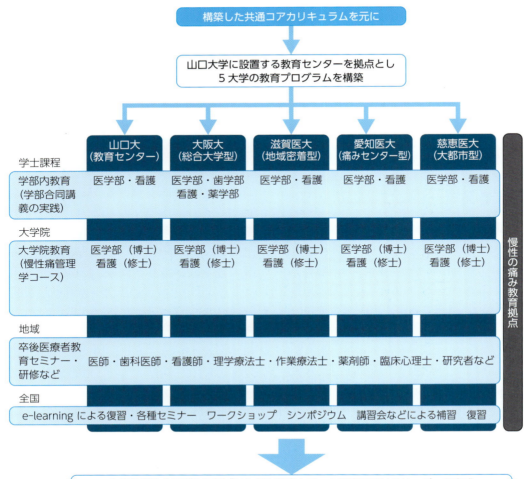

図4 プログラムの概要

が整備されている．専門化，分化が進む医療において，慢性痛については学際的なアプローチが必須であるという考えから，基礎的な知識の共有化を目指す．履修にあたり，医療系学生では生物心理社会モデルに基づいた慢性痛の診療の重要性を理解することが達成目標となる．医療者については，生物心理社会モデルに基づいた慢性痛の診療の重要性を理解し，適切な対応法を身につけることが達成目標となる．

2）修了要件・履修方法

修了要件としては以下が挙げられる．①本教育プログラム・コースで定める必修科目2単位を履修し，試験に合格すること，②本教育プログラム・コースで定める選択必修科目および選択科目について，合計6単位を履修し，試験に合格すること．試験については，各教育機関の状況に応じて実施する．大学院コース，一般医師コースでは修業年限を設けないが，学部学生コースでは1年以内の修了が規定されている．

3) 「履修証明プログラム」によるメリット

当プログラムが採用する「履修証明プログラム」には，大学の学位に比べ，より短期間に習得することが可能であり，②再就職やキャリアアップに役立つ社会人向けの教育プログラムとなり得る，③修了者には学校教育法に基づき履修証明書を交付するという3つの特徴がある．「慢性の痛みに関する教育プログラムの構築」では，まず5大学が中心となり，共通の教育資材，理解度確認問題を作成し，モデル事業を実施するなど，医学部卒前教育において，慢性の痛みに関する共通のカリキュラム作りを行う．各大学で実習やセミナーなど，医学部卒後教育，看護卒後教育，その他の学部の卒前卒後教育，リハビリ系教育機関の卒後教育にも取り組む予定である．

今後の展望

新たにスタートした慢性痛教育プログラム事業では，今慢の事業継続が求められる．そのためには，連携5大学における人事交流，相互研修により，疼痛研究の連携を促進することで，科学研究費補助金や企業からの寄付金など外部資金の獲得を目指す必要がある．また教育プログラムやセンター運営における蓄積などを踏まえ，企業と協働する形で産学連携事業立ち上げを行うことも目指す．こうした産学連携事業では，新しいアプローチでの慢性痛治療に取り組むことで，国の医療費削減にも寄与するものと考える．同時にセンター運営ノウハウを蓄積しながらそれを担う専門家育成を進め，全国に慢性痛み教育ネットワークを構築することで，文部科学省「課題解決型高度医療人材養成プログラム事業」の支援修了後にも，自立化できる体制を整えるように目指したい．

おわりに

わが国では，医療従事者をはじめ大半の国民は，慢性疼痛に対する基礎知識や慢性化の機序，さらには治療についての知識が乏しいことが大きな問題点となっている．人類史上飛躍的な寿命の延びが，単に人生の苦痛時間の延長や社会負担の増加の原因にならないように，その対策が強く望まれるところである．慢性痛の治療においては，分野の垣根を超えた情報共有と集学的アプローチが必要となる．これらを実践するのに不可欠なのが，慢性痛の基礎的知識から実践的知識を有する人材を養成する質の高い教育プログラムである．

今回，文部科学省「大学改革推進等補助金」の採択を受けてスタートする「慢性の痛みに関する教育プログラム」が，我が国の痛み診療を改革する一助となるように努力したい．

（痛みの教育の実態調査のための，全国の医科大学・医学部80大学を対象にしたアンケート調査は，文部科学省「慢性の痛みに関する教育プログラム」の大学改革推進等補助金により実施された．）

参考文献

1) 小川節郎，井関雅子，菊地臣一：わが国における慢性疼痛および神経障害性疼痛に関する大規模実態調査．臨床整形外科．2012，47(6)，565 -574.
2) 井上真輔，牛田亨宏，小林章雄，長谷川共美，鈴木重行：尾張旭市慢性痛アンケート調査に基づいた慢性痛の実態．Pain Research. 2012, 27(2), 86.
3) 厚生労働省「慢性の痛みに対する検討会」：今後の慢性の痛み対策について(提言)，2011 http://www.mhlw.go.jp/stf2/shingi2/ 2r9852000000ri9u-att/2r9852000000ribb.pdf

3章
5 最後に：日本は慢性疼痛にどう挑戦していくのか
～超高齢化社会，変革期の時代における慢性疼痛対策の重要性～

How Should We Challenge Chronic Pain in Japan?
Importance of Countermeasure for Chronic Pain in the Revolutionary Period Facing the Super Aging Society. —

滋賀医科大学附属病院ペインクリニック科 学際的痛み治療センター
滋賀医科大学医学部附属病院 病院教授 **福井 聖**

はじめに

Bio-psycho-social model（生物心理社会モデル）による医療—生物学的損傷から生物・心理・社会的疼痛症候群へ！—

慢性疼痛の医療では，家庭内に問題はないか，仕事で悩んでいないか，地域で困ったトラブルはないか，子供の教育問題で悩んでいないか，動かない生活をしていないかなど，患者のバックグラウンドまで探らないと真の治療にはならない．

腰痛を代表とする慢性疼痛の増悪や遷延化には，従来我々が認識していた以上に早期から，心理・社会的因子が深く関与している．慢性疼痛と病的不安，うつは複雑に絡み合って相互に影響しており，慢性の痛みと精神的問題を同時に評価すべきであることはいうまでもない．医療者は，慢性疼痛患者が処理できない悩みごとを抱えていないか，また動かない生活をしていないか，その2点を最低限度チェックすることが求められる．

菊地先生が提唱した，「生物学的損傷から生物・心理・社会的疼痛症候群へ」，形態学的異常から「器質・機能障害へ—」[1]，の精神をうけて行動していくことは，次世代の医療者のミッションともいえる．

また欧米の施設，治療にも大いに学びながら，日本文化に合った「生物・心理・社会的疼痛症候群」モデル＝Bio-psycho-social modelによる，支える医療を構築していくことが，我々に課せられた今後の課題である．

超高齢化社会での健康寿命延伸，ストレス社会での慢性疼痛対策（一億総活躍社会に向けて）

長引く痛みに悩む国民は多く，2012年に行った約4万人のサンプル調査から，慢性疼痛の以下の指定基準——最初に痛みを感じてからの期間が3か月以上，慢性的な痛みを感じた時期が1か月以内，慢性的な痛みの頻度が週に2回以上，10ポイントで示される慢性的な痛みの度合いが5以上——に該当する中等度以上の痛みに6か月以上苦しんでいる患者数は，人口の22.5％，日本全体で2,315万人と推計されている[2]．

慢性疼痛対策は痛みの治療，緩和だけでなく，運動ができるようになることや心が健康になることにより，がんやアルツハイマー，脳卒中，心臓病の予防，リハビリにもつながり，健康寿命延伸に著しく貢献できるものである．しかし，これまで実施されてきた医療政策のなかでも，一億総活躍社会に大きくつながるものであるにもかかわらず，軽視されてきた．今後は厚生労働省，文部科学省のみならず，国の政策として取り組む時期にきている．

ストレス社会において，慢性疼痛患者では器質的要素に加えて，不安やうつ，学校，職場，家庭でのストレスなど心理・社会的要素の関与が，遷延化や治療の難渋化に関与していることはいうまでもない．

1 労働年代での経済効果（一億総活躍社会にむけた医療政策，経済政策）

慢性疼痛は「生活の質（QOL：Quality of Life）」を著しく低下させ，要介護の原因となることで，介護離職を増やし，労働生産性を妨げる．厚生労働研究班（慢性の痛み診療・教育の基盤となるシステム構築に関する研究班）の実績によると，慢性疼痛の重症難治例においても，学際的痛みセンターでの集学的治療は，欧州で開発された健康関連QOL測定の尺度である「EQ-5D」換算で0.1の改善効果があり[3]，これを医療費に換算すると一人当たり年間50万円の効果であることが示されている．このデータをもとに試算すると，週2人，1年に100人の慢性疼痛患者を治療すると，5000万円の医療費削減につながる．労働損失は一人当たり年間105万円と試算されており，1億500万円の労働損失の軽減につながる（AMED柴田班によるデータ）．慢性疼痛患者を痛みセンターで100人治療すると，あわせて1億5500万の社会効果があることになる．

2 介護離職ゼロにむけた，働き方改革における慢性疼痛対策

わが国において労働災害で仕事を休んでいる人の6割は，腰痛を原因としている．そして腰痛で休んでいる人の3分の1は，医療福祉の職域となっている．経年的に腰痛で仕事を休んでいる患者数を調べてみると，製造業などはずっと下がってきており，唯一増加の一途を遂げているのは医療福祉介護の領域である．高齢化社会での中核的な職種と言われているが，実はこの職種では，腰痛や頸肩腕症候群で仕事ができなくなってしまう人たち

は年々増え続けている．このことは，若者がこの業界へ進出したがらない原因にもなりかねない．高齢化社会のなかで，医療介護福祉職種の人たちが働かなくなったら，日本の医療は成り立たない．

滋賀医科大学の垰田先生の教室で行った看護師，介護職に対する大規模な調査によると，「からだの痛みで退職を考えたことがあるか」という質問に対して看護師は19.4％，介護職はほぼ30％が「ある」と答えている．その後の調査でも腰が痛い人に限ると看護師は30％，介護職は40％になる．さらに痛みが原因で休んだ経験がある人は看護師で50％，介護職では60％にもなる．

つまり，痛みを抱えながら働いている人は，腰痛に対して仕事を続けていくうえで危機的な思いをかかえながら仕事を続けていると言える．こうした人たちに対して痛みの予防対策や，休職後に元の職場に復帰できる対策をとらないと，職域自体が成り立たないという状況になりつつある．

痛みのせいで仕事ができなくなり休むことになるのは，「痛みへの恐怖」という悩みが出てくるからである．「また痛くなったらどうしよう」，「せっかく治ったのにひどくなったらどうしよう」，「本当にこの体で仕事ができるのだろうか？」，「もし再発したらどうしよう」などという悩みがあると，なかなか職場には戻れない．そのため，治療の現場と職場が連携して，悩みのリスクを小さくし，痛みを起こすような働き方をしなくても良いようにしなければならない．

治療の現場と職場が連携しないと，慢性腰痛になった人が職場に戻ることは難しい．欧米では「社会復帰」が痛みセンターのキーワードであり，作業療法士，ソーシャルワーカー，産業医らのコミットメントが当然である．国内ではがん対策において，ようやくそのような動きがでてきている．

介護離職ゼロにむけて，働き方改革にむけて，政治と行政が本気で取り組むつもりであれば，慢性疼痛対策についても，そうした目標にむけた取り組みを行えるように，政策化，法案化について真剣に取り組んでいただきたいと思う．

滋賀医科大学では，研究レベルではあるが産業医と連携をもった集学的な治療システムを整備した結果，予防と治療とリハビリに取り組むことができるようになった．単に慢性の疼痛患者の治療だけでなく，予防のためにどうすればいいのかという情報の共有もできるようになった．治療ですべての痛みを取り除くことはできないが，痛みがあっても治療と並行して仕事をつづけるための病診連携モデルとしての医療環境が，一部の医療機関との間で整備できつつある．

3 超高齢化社会での健康寿命延伸における慢性疼痛対策の重要性

慢性疼痛は，実は痛みだけに関わらず，寿命，がんの発生，認知症と，人間の健康すべてに関係していることがわかってきた[4]．慢性疼痛があると寿命が短くなること，死亡率が高くなること[4]，そして運動器の広範な疼痛を有する患者（50歳以上）では特に死亡率が高く，とりわけがんによる死亡率が上昇すること，つまり慢性疼痛はがんのリスクを増加させるということ[5]が判明している．

運動器の疼痛と死亡の間には相関があり，腰痛，股関節痛，頸部痛の順に死亡率が高くなっている[6]など，痛みは人間の健康全般に深く関与していることが明らかになってきているのだ．

厚生労働省の調査によると，要支援，要介護Ⅰとなった原因では，慢性疼痛関連の関節，腰痛疾患が2番目に多くなっている．このように，痛みがあると要支援，要介護の状態になりやすく，痛みは重大な国民的問題であることがわかる．日本は世界一の超高齢化社会で，介護支援を要する人の数は現在でも世界1位である．2050年にはさらに圧倒的な世界1位になると予想されている．痛みのある人も，年を取ればどんどん増えていくという推定結果もある．

人口減少，少子高齢化が進むなかで，社会保障制度が社会を支え切れなくなってきている．そのため，「みんなが働いて支え合っていこう」という考え方が出てきた．これが国民総活躍社会の意味である．一人でも多くの人が社会を支える心構えを持つことがこれからは必要になってくる．「支えられる」ことも大切だが，「支える」という観点が必要な時代である．自分の健康は自分で支え，一人ひとりが社会を支えるという意識をもって生活していくべきだと考える．

4 日本における慢性疼痛のアブセンティイズムとプレゼンティイズムと経済損失

厚生労働科学研究班（慢性の痛み診療・教育の基盤となるシステム構築に関する研究班）の研究によると，日本国内の慢性疼痛での欠勤や休職などによる経済損失は1兆8000億円であり，非常に大きな損失を社会に与えていることが明らかになっている．社会経済に影響を及ぼす疾患についての調査では，慢性の痛みは43％で圧倒的に多く，その次にうつ病などの精神疾患ということもわかっている（米国通商会議所調査）．慢性疾患の患者数と医療費についての調査ではがんが1位であるが，運動器の慢性の痛み，筋骨格系および結合組織の障害が2番目で，その次が高血圧など循環器の疾病という結果になっている．

日本では，一人あたりの1か月の労働損失は，プレゼンティイズム（出勤しているにも関わらず，心身の健康上の問題により，充分にパフォーマンスが上がらない状態）による損失がアブセンティイズム（欠勤や休職，あるいは遅刻早退など，職場にいることができ

ず，業務に就けない状態）によるものと比べ，概ね大きいということがわかっている．そのなかでも，最も就労に影響している症状として選ばれたのは，世代を問わず「腰痛・首の痛み」であり，100人あたりに換算した労働損失でも，20代を除いて「腰痛・首の痛み」が最も大きいことがわかっている[7]．それだけ慢性疼痛は，経済損失につながるということが理解できる．

就労人口で慢性疼痛によるアブセンティズムは1.3％，プレゼンティズムは10.1％にのぼる．仕事に影響のある慢性疼痛が1年間持続した場合，その労働損失は一人あたり年間約75万円であるとAMED研究班会議で発表されている（AMED，柴田班，山田恵子先生のデータ，出版予定）．

また，田倉らによると（厚生労働政策研究班：牛田班のデータ），慢性疼痛を有する労働者の賃金喪失は，慢性疼痛のない労働者と比較して一人あたり年間約68.4万円程度で[8]，就労人口に換算すると国内全体で約4.5兆円程度とみこまれている．慢性疼痛がいかに多大な経済損失につながるか，そして国としての対策をしっかりとした予算のもと，政策化していかねばならないかが理解できる．

学際的痛みセンターを中心に地域のさまざまな領域の医療機関が連携し，慢性疼痛の治療にとどまらず，ロコモ症候群や生活習慣病の予防にも取り組み，健康寿命の延伸，健康創生，医療費・介護費の抑制へとつなげたい．

オーストラリアニューサウスウェールズ州では，慢性疼痛対策として教育プログラムなどの普及に努め，年間1800億豪ドル（日本換算2兆円）の医療費削減に成功している．

慢性疼痛が患者の生活の質を著しく低下させるだけでなく大きな社会損失を発生させ，社会経済的にも大きな影響をおよぼすということは，医療者，政治家，官僚，政策担当者のみならず，国民全体で認識を共有することが必要な時代になっている．

患者に寄り添った，支える医療への転換

慢性の痛みに悩む患者の多くは医療機関に行っても正しく対応されず，痛みのために社会生活もままならない場合も多いのが実情である．また，器質的要素に加えて，機能的，心理的要素が関わり，特に心理社会的要素の関与が遷延化や治療の難渋化に関与している．

さまざまな要因で痛みは起き，慢性化するが，痛みのために活動性が低下し，痛みがますます悪くなるのではないかという不安や睡眠障害，休職や失業など，身体的にも精神的にも社会的にも悪い影響が連鎖して起こる．苦痛から逃れようと，痛みを有する患者は数多くの医療機関を受診している現実もある．医学は飛躍的な発展を遂げているにもかかわらず，長引く痛みに対する治療に関しては多くの患者が不満を感じており，慢性疼痛患者の70％は現在の医療，現在の治療に満足していない．患者の不安に寄り添う医療，また既存の治療の枠組みを超えた，横のつながりをもったチーム医療の新たなシステムが必要であることはいうまでもない．

慢性疼痛は生命を脅かす第4番目の要因ともいわれ，痛みが悪化する要因には，家族関係，学校，職場でのストレスなど心の問題が関与していることも多い．慢性疼痛を体と心の問題として捉え，心理的なケアを含めた患者に寄り添い支える医療，運動療法，痛みの教育，認知行動療法，マインドフルネスなどを中心としたチーム治療で，慢性疼痛患者を支える新しい医療の形が必要な時代である．

❶ なぜ，学際的痛みセンター，集学的治療が必要なのか

「痛みの専門医」がそれぞれ一人で難治性慢性疼痛患者に対応するのは，難しい場合が多い．そのような患者に対応するためには学際的な痛みセンターを作り，そのなかでチーム医療を行うことが必要である．そしてチームの一人ひとりが個々の技術とさまざまな要因の関係性を理解し，患者の視点を持ってチームとして成熟していくこと，そして立場を同じくする人同士が支援しあうピアサポートグループとの連携も同時に深めていくことがとても大切になっている．ここに，集学的治療を行う，学際的痛みセンターの必要性がある．

慢性疼痛の患者は，ドクターショッピングや痛みの原因探し，名医探しの旅に明け暮れる行動パターンを取ることが多い．しかし，さまざまなサポートを得て不安・恐怖を軽減し，楽観的に痛みに向き合えるようになると，多くの痛みは自然に治っていくものである．病的不安の患者，自己効力感の低い患者は精神的な障害も起こしやすいため，精神科，心療内科，臨床心理士など，心理療法のプロである医療者が精神的に支えることも重要と考える．ただし，日本では精神科，心療内科の痛み治療へのコミットメントが少ない現状があり，理学療法士など，ゆっくり患者と接することが可能な医療者が認知行動療法を勉強し，実践していくことが早道とも考えられる．欧米の痛みセンターでも，ケアの主役となっているのは医師ではなく臨床心理士，理学療法士，看護師などの医療者である．忙しい日常診療のなかで，医師は欧米でのように，チームのリーダー，まとめ役であればいいと考えている．

欧米では国の主導による学際的痛みセンターが確立され，難治性の慢性疼痛患者に対して，ペインクリニックや整形外科の医師が一人で患者を診るのではなく，ペインクリニック，整形外科，リハビリテーション，心療内科，精神科などの医師はもちろん，臨床心理士，理学療法士，認定看護師，ソーシャルワーカーらがチームを組み，身体面と社会生活面，精神心理面からサポートするという体制がとられている．慢性疼痛に対するこうした施設での治療は，費用対効果が大変高いという実績があり，世界に普及している．ちなみにOECD諸国では，学際的痛みセンターは200万人に一施設程度の割合で設立されている．

わが国では，さまざまな慢性疼痛患者群で，運動療法を含む教育的サポートを受けた群が，生活の質，痛みの改善において，薬物治療単独および薬物治療，神経ブロック療法を併用した群と同等の効果を見せており，教育的支援の費用対効果が格段に優れていることがわかっている〔厚生労働研究班（慢性の痛み診療・教育の基盤となるシステム構築に関する研究班）〕．このことは，生物心理社会モデルで慢性疼痛患者を支える新しい医療の形として，慢性疼痛に対して集学的治療を行う学際的痛みセンターを構築することが，今後の日本社会にとって必要不可欠であることを示している．学際的痛みセンターは，医療者に対する痛み教育や慢性の痛みを予防するための社会的啓発事業を行う場所でもあり，慢性の痛みを治療するうえで，日本にも必要な場所であることは間違いない．

日本での慢性疼痛対策に関する行政の歩み

我が国での行政による慢性疼痛対策としては，2009（平成21）年に行われた「慢性疾患対策の更なる充実に向けた検討会」で，まだ十分な手だてがなされていない疾患として「慢性疼痛」が取りあげられたことが始まり

である.

2010（平成22）年に厚生労働省「慢性の痛みに関する検討会」が「今後の痛み対策について」提言を行い, 線維筋痛症, 脊髄損傷後疼痛など難治性疼痛患者の多くが適切な治療を受けられず厳しい状況におかれている実態を明らかにした. そのなかで,「慢性疼痛」に関しては「診療科の枠を超えた全人的なアプローチ」が求められると結論した.

「慢性の痛みに関する検討会」は, 慢性疼痛を来す疾患は多種多様であり, 標準的な評価法や診断法は未確立, かつ診療体制も不十分である現状と, 慢性疼痛には複雑な要因が関与しており, 患者の生活の質を低下させることや社会的損失も大きいことを報告した.

この提言を受けて行政が動き出し, 2011年に厚労省のさまざまな研究事業や痛みセンター連絡協議会が始まった. しかし, 慢性疼痛治療での患者を支える医療に必要となる, 時間をかけた診療や学際的痛みセンターでのチーム医療, 認知行動療法やマインドフルネスなどといった各種治療法には診療報酬の基盤もなく, 現実の医療に根付いているとはいえない. 医療者側は大きなエフォートをさけない現状もあり, 現時点では多くの患者が適切な治療を受けられず, 厳しい状況におかれているのが実態である. そこで, 2014（平成26）年6月に, 医師有志と患者を支える会から構成した議員連盟プロジェクトチームから, 野田聖子先生, 瀬戸隆一先生, 武村展英先生などにお願いして「慢性の痛み対策議員連盟」（会長：野田聖子先生）を立ちあげ, 政治の力を借りて, 慢性疼痛対策を政策化するための働きかけを始めた. 議員立法としての「慢性痛対策基本法」成立を目指し, アクションプランとして段階的な目標をたてて一つずつクリアしてきた.

その後,「慢性の痛み対策議員連盟」の野田先生や瀬戸先生, 武村先生ら各議員を中心

に, 厚生労働省, 文部科学省の官僚の先生方の参加も受けて, アクションプランに沿うかたちで慢性疼痛対策は2015（平成27）年8月に厚労省の主要政策に収載され, 2016（平成28）年6月には「ニッポン一億総活躍プラン」の一部として閣議決定された.

今年2017（平成29）年は, 2018（平成30）年の診療改訂に向けて, 議員連盟プロジェクトチームとして診療報酬改定に取り組み, 慢性疼痛の医療：患者を支える医療に必要な時間をかけた診療, 学際的痛みセンターでのチーム医療, 慢性疼痛に対する認知行動療法など各種治療法について診療報酬の基盤をつくり, 現実の医療に根づいていくように働きかけている. この中で学際的痛みセンターのチーム医療加算を「日本臨床整形外科医会」から, 慢性疼痛に対する認知行動療法を九州大学の細井昌子先生を通して「日本心身医学会」から, それぞれ厚労省に申請した. 今後, 慢性疼痛に対する医療が現実の医療に根づいていくためには, 診療報酬の見直しは必要不可欠な課題である（表1）.

また, 今年2017年には「Japan Healthcare Consortium against Pain（JHCAP）」を設立し, 元厚生労働省医政局長で「患者の声を医療政策に反映させるあり方協議会（患者の声協議会）」代表世話人,「全国訪問看護事業協会」会長の伊藤雅治先生, 愛知医科大学付属病院学際的痛みセンター教授, 厚生労働省研究班「慢性の痛み診療・教育の基盤となるシステム構築に関する研究」牛田享宏先生を呼びかけ人として, 菊地臣一先生（福島県立医科大学常任顧問）, 野口光一先生（日本疼痛学会理事長, 兵庫医科大学学長）, 横倉義武先生（日本医師会会長）, 有賀徹先生（労働者健康安全機構理事長）, 土井脩先生（医薬品医療機器レギュラトリーサイエンス財団理事長）などさまざまな先生方にお声がけさせていただき, 学際的痛みセンターの構築や痛

表1　日本での慢性疼痛対策に関する行政の歩み

2010年10月	厚労省今後の慢性の痛み対策について（提言）
2011年	痛みセンター連絡協議会　慢性の痛み研究班
2014年6月	慢性の痛み対策議員連盟（野田聖子会長）
2015年8月	厚労省「予算請求の概要」主要政策収載
2016年6月	ニッポン一億総活躍プラン収載　閣議決定！
2017年3月	診療報酬の次回平成30年改訂にむけて，議員連盟プロジェクトチームと学際的痛みセンターのチーム医療加算を臨床整形外科医会から，慢性疼痛に対する認知行動療法を日本心身医学会から厚労省に申請．
2017年9月	「Japan Healthcare Consortium against Pain」（仮称設立） 主要メンバー：日本医師会会長，労働者健康安全機構理事長，日本看護協会，他，予定

み医療を現実の医療に根づかせるためのさまざまな活動をサポートしていただくことにしている．

　最近の「慢性の痛み対策議員連盟」総会では「慢性痛対策基本法（議員立法）」成立を目指して法制局の官僚の先生方にも参加をいただいており，法律のたたき台は作成している．あとは，社会のムーブメントを待つ段階である．みなさまのさらなる支援をお願いしたい．

慢性疼痛の啓発活動の必要性

　滋賀医科大学のペインクリニック科，学際的痛みセンターにはさまざまな慢性疼痛患者さんが来るが，急性痛の説明を受けてこられる患者さんはいても慢性痛の説明を受けた患者さんはほとんどいない．「急性痛は体の警告システムであり，原因を見つけて適切な治療をすればたいていは治る．慢性痛とは3か月以上続く長引く痛みで，多くは痛みの神経システムの異常が引き起こす痛みである」——こうした説明を聞いて初めて納得し，安心される患者さんも多い．また，痛みを慢性化させる器質的な要因のほかに，機能的な要因として姿勢異常，運動不足，生活習慣など

がある．痛みが慢性化，難治化する最大の要因は，心理社会的要因である．生育環境や仕事内容，家庭，学校，友人や職場での人間関係のストレスは，自己肯定感，他者信頼感を低下させ，病的不安やうつ，あるいは「自分はどうしようもない」，「自分は価値がない」という破局的な思考パターンや心のあり方，考え方につながっていく．このような脳，精神の機能異常は痛みを慢性化，難治化させ，人間として生きる力，社会生活機能さえも低下させてしまう．

　さらに，慢性の痛みでは医療機関から提供される治療だけでなく，患者自らが行動や考え方を変化させて，運動や生活リズムの調整に取り組むことが重要であるとわかってきている．現代では，「病は自分で治す」という意志をもち，それに必要な支援を医療者から受けるのが，慢性の痛みに限らないすべての病気の基本である．的確なアドバイスを的確なタイミングで行う，という役割が医療者の役割の中心となる．

慢性疼痛医療の今後の方向性

　慢性疼痛を取りまく現状を打開するには，慢性の痛み自体を一つの疾患群と捉え，多専

門職が連携して集学的診断，治療を行う診療体制の構築，学際的痛みセンターの構築をはじめ，新しい治療薬や治療法の開発，予防法の開発などの研究体制の充実，医療者の卒前，卒後教育体制の充実，痛みを持ちながらも社会復帰ができる仕組みづくり，患者の声を反映した仕組みづくりなどの総合的な対策の推進が必要である．

慢性疼痛治療の多職種による集学的包括的ケアとは，薬物，神経ブロック，手術以外に，理学療法，心理的介入，生活指導，人間的指導などを組み合わせることである．これまで厚労省痛み研究班や痛み関連学会でかなりの数の研究が行われてきたが，慢性疼痛対策を医療体制へどのように落としていくかについてはほとんど検討されておらず，事態は進んでいない．こうした現状を踏まえて，医療者，行政，社会を構成する一人ひとりが，慢性の痛みの医療サービスの体制を実際にどのように構築するべきかということを，真剣に検討していただきたい．

1 慢性疼痛医療の今後の方向性：痛み医療に対する診療報酬の見直し

慢性疼痛に対しては，運動療法，心理療法が有用であるが，その事実は普及しておらず，痛みセンターでの多職種による医療で改善が見込める患者さんの痛みも，従来の医療体系では治らない．そこで，名医を探す旅・ドクターショッピングの旅に出ることになる．

痛みを専門とする医療従事者は不足している．また，国としては，医療費の削減につながる慢性疼痛の治療も現在の診療報酬においては個々の病院では不採算部門となるため，実際の医療現場では診療が成り立たない．そのため，痛みの医療が成り立つ診療報酬の仕組みが求められてきた．集学的治療を行う施設に対する構成員要件からみたチーム医療加算，難治性慢性痛診療加算，慢性痛リハビリテーション，慢性痛に対する認知行動療法，

心理教育の4分野の診療報酬の充実の推進が望まれる

慢性疼痛の治療が現実の医療に根づいていくよう，診療報酬の申請を始めたところである．時代の流れを理解していただきたい．

2 慢性疼痛医療の今後の方向性：慢性疼痛の医療を支える人材育成

慢性疼痛に対する生物心理社会モデルに基づいた治療を，現実の医療制度のなかで実現できるように，さまざまな仕組みを構築していくことが必要な時代である．そのためには，医療者を育成する場が必要であり，医学部での医師，看護師，薬剤師，理学療法士，作業療法士，臨床心理士などの卒前，卒後教育がいかに大切かはいうまでもない．

慢性疼痛の認定医療者制度樹立を目指して，厚生労働省の委託を受けた認定NPO法人「いたみ医学研究情報センター（いたみラボ）」が，今年2017年に初めて慢性疼痛の認定医療者制度を作り，認定試験を施行した．現在は大きな医療の転換の時であり，大局的な視点から痛み関連学会のご理解とご協力をお願いしたい．

学際的痛みセンターと地域医療を支えるかかりつけ医との病診連携を密にするためには，現在「いたみラボ」で年3回行っているワークショップを地域でも行い，全国の医師，看護師，理学療法士，作業療法士，臨床心理士，ソーシャルワーカーに，慢性疼痛の教育を行うことにより，痛み医療の均てん（霑）化，医療の地域格差消失を図ることが次の課題になってくることは間違いない．

慢性疼痛に関わる医師の卒前，卒後教育の確立，痛み医療を担う多種職にわたる医療者の人材育成，卒前・卒後教育のシステム整備などが喫緊の課題である．

慢性疼痛の医療を実現可能なものにしていくためには，診療報酬の基盤が必要であるこ

とはいうまでもない．そのために，まず最初の課題として，慢性疼痛診療のガイドライン作成が必要である．厚生労働省からの依頼を受けて，「厚生労働省：慢性の痛み診療・教育の基盤となるシステム構築に関する研究班」，「日本ペインクリニック学会」，「日本運動器疼痛学会」などペインコンソーシアム関連7学会が中心となり，慢性疼痛診療のガイドラインの作成を開始した．2018年までには出版可能となるスケジュールで進行している．ガイドライン，診療報酬の基盤をもとに，地域医療，集学的治療，学際的痛みセンターの構築が急速にすすむことが予想される．

まとめ

疼痛に関するわが国の取り組みにおける今後の課題としては，「治療法の研究振興とガイドライン整備」，「慢性疼痛の医療者の卒前，卒後教育の確立」，「痛み医療を担う多職種の専門医療者の育成」，「慢性疼痛の認定医療者制度の確立」，「国民への啓発」，「痛み医療の診療報酬の見直し」，「各地に痛みセンターを作ること」などが挙げられる．

取り組むべき課題はたくさんあるが，最も急がれるのは臓器別，疾病別に細分化された医療提供体制の見直しである．

現行の医療計画制度は，脳卒中，がん，心臓病，糖尿病，精神疾患の5疾病と，救急医療，災害医療，僻地医療，周産期医療，小児医療の5事業および在宅医療と，基本的には疾病ごとに計画が作られる仕組みになっている[9]．これに対し「慢性の痛み」については，集学的な治療，カウンセリングや職業トレーニングを含む幅広い治療を行う「痛みセンター」の設置を，医療計画で法定化し都道府県に義務づけることを提案したい．

現状の打開策の一つとして，国としては慢性の痛み自体を一つの疾病群と捉えて診療する医療体制構築を目的とした，厚生労働研究班（慢性の痛み診療・教育の基盤となるシステム構築に関する研究班）を立ち上げ，取り組んできた．同研究班の成果をわが国の医療提供体制のなかで広く実現していくことは喫緊の課題である．具体的には，諸外国の先進事例を参考にして，日本文化にあった「痛みセンター」設立の推進が必要である．

また，総合的な対策の推進を規定する「痛み対策基本法（仮称）」の制定も提案したい．議員立法のハードルは高いが，なんとしても乗り越えて成立させたい．例えば「発達障害者支援法」の立法により，発達障害というものを国民の皆さんが知ることができた．この例からもわかるとおり，「立法」は「啓発」という観点からも必要なものである．慢性の痛み対策について，みなさまのご支援をお願いしたい．

おわりに

2016（平成28）年，横浜で「第16回国際疼痛学会」が開催された．世界中から熱心な参加者が集まり，大盛況のうちに終えることができた．この貴重な大会の経験を機に，日本の慢性疼痛治療や研究の現状を再確認し，今後の医療，教育環境改善を含めた将来展望をまとめるために，単なる医学書にとどまらない社会啓発を目的とした書籍を企画させていただいた．

今回，基礎医学，整形外科，麻酔科ペインクリニック，リハビリテーション，心療内科，精神科，脳神経外科など各分野のトップリーダーである先生方の意見を盛り込んだ書籍を出版することで，日本の慢性疼痛医療，疼痛研究の発展に寄与したい．

大変ご多忙ななか，本邦において目指すべ

き将来の医療，研究，教育についてご執筆いただいた先生方に，心から感謝申しあげる．

参考文献

1) Kikuchi S：New concept for backache：biopsychosocial pain syndrome. Eur. Spine J. 2008, 17(Suppl 4), S421-427.

2) 矢吹 省司，牛田 享宏，竹下 克志，佐浦 隆一，小川 節郎，勝俣 明子，畠中 聡：臨整外 日本における慢性疼痛保有者の実態調査―Pain in Japan 2010より．2012, 47, 127-134.

3) Takura T, Shibata M, Inoue S, Matsuda Y, Uematsu H, Yamada K, Ushida T：Socio-economic value of intervention for chronic pain. J. Anesth. 2016, 30, 553-561.

4) Andersson HI：Increased mortality among individuals with chronic widespread pain relates to lifestyle factors：a prospective population-based study. Disabil. Rehabil. 2009, 31, 1980-1987.

5) Jordan KP, Croft P：Mortality and cancer in patients with new musculoskeletal episodes：a cohort study. Br. J. Gen. Pract. 2010, 60, e105-111.

6) Smith BH Commentary：This pain is killing me. Br. J. Gen Pract. 2010, 60(572), e112.

7) Wada K, Arakida M, Watanabe R, Negishi M, Sato J, Tsutsumi A：The Economic Impact of Loss of Performance Due to Absenteeism and Presenteeism Caused by Depressive Symptoms and Comorbid health Conditions among Japanese Workers. Ind. Health. 2013, 51(5), 482-489.

8) Takura T, Ushida T, Kanchiku T, Ebata N, Fujii K：daCosta DiBonaventura, M.；Taguchi T. The societal burden of chronic pain in Japan：an internet survey. J. Orthop. Sci. 2015, 12, DOI 10.1007/s00776-015-0730-8.

9) 伊藤雅治：痛み対策基本法の制定を．厚生福祉．2017, 6303, 1.

索引

和文索引

あ
亜急性腰痛　18
アクセプタンス＆コミットメント　86, 104
アグリカナーゼ　56
アストロサイト　37, 39, 40
圧迫性脊髄病変　54
アブセンティズム　146, 147, 161
アルツハイマー　159
アレキシサイミア　81, 82, 85
アロディニア　25, 38-40
安全性のガイドライン　111

い
痛みセンター　133, 137, 139, 166
痛みセンター連絡協議会　57, 143
痛み知覚　11
痛みに伴う不安　18
痛みの教育コンテンツ　155
痛みの多層モデル　11, 12
痛みの中枢回路　14
痛みの破局化　12, 13
痛みの評価スケール　33, 115
痛む脚と動く足趾症候群　62
一次運動野　14, 111, 115
一次感覚野　112
異痛症　25, 38
医療依存　148
陰性情動　104
インターベンショナル治療　62, 145

う
うつ　14, 20, 23, 24, 79, 91, 93, 95, 98, 146, 159, 160
運動器疾患　63
運動器慢性疼痛　57, 59
運動線維　116
運動による疼痛抑制　74
運動誘発電位　113
運動力学　54
運動療法　11, 45, 56, 63, 69-75, 81, 128, 153, 162

え
会陰部痛　62, 121
エクスポージャー　104
エクスポージャーセラピー　102
エピゲノム修飾　34
炎症性サイトカイン　54
炎症メディエーター　71

お
オピオイド受容体　33
オペラント式療法　102
オペラント条件付け　98-100, 102
オリゴデンドロサイト　37

か
快感消失　81
外傷後ストレス障害　4
外傷性頸部症候群　62
外側手綱核　20
海馬　16, 21
灰白質　16, 84, 112
顎関節症　11, 62, 81
学際的・集学的な治療　90
学際的痛みセンター　134, 160
拡散テンソル画像　115
学習性無動　20
下行性制御系　9
下行性疼痛制御系　7
下行性疼痛増強　16
下降性疼痛抑制　75, 101
下行性抑制　115
下肢痛　124
課題解決型高度医療人材養成プログラム—慢性の痛みに関する領域—　151
肩関節周囲炎　62
肩手症候群　62
下腸間膜動脈神経叢　64
過敏性腸症候群　11, 121
感覚線維　116
カンガルーマザーケア　84
患者満足度　115
感情伝達困難因子　82
がん性疼痛　62, 64, 82, 159
関節痛　54
関節リウマチ　82
顔面外傷後疼痛　127
γ-セクレターゼ阻害薬　31

き
希死念慮　93
基底外側核　20
機能性核　54
機能性核磁気共鳴画像診断装置　101
機能性疼痛症候群　11
機能的画像研究　111
気分障害　92
脚橋被蓋核　22
求心路遮断性メカニズム　54
急性ストレス障害　54
境界性パーソナリティー障害　94
胸郭出口症候群　62
きょうだい葛藤　80
恐怖-回避モデル　12, 13, 17, 18
胸部神経根　64
虚偽性障害・詐病　92, 95
筋性疼痛　54
緊張型頭痛　62

く
くも膜下鎮痛　64
グリア　16, 32, 37, 40, 54
グルタミン酸受容体　8
グルタミン酸神経　32
クロスオーバー試験　115
群発頭痛　62

け
頸肩腕症候群　160
経頭蓋磁気刺激　111

頸部痛　161
頸腕症候群　62
ゲートコントロールセオリー　39
嫌悪刺激　23
幻肢痛　62, 112

こ
行為障害　84
抗うつ薬　63
光学式ナビゲーションシステム　112
交感神経ブロック　64
口腔内灼熱症候群　62
後枝内側枝　64
後縦靱帯骨化症　62
高周波熱凝固法　145
後帯状回　55
行動学的療法　102
硬膜外ブロック　64, 65
絞扼性神経障害　62
股関節痛　161
骨粗鬆症　54, 62
古典的条件付け　99, 100, 102
コラゲナーゼ　56

さ
細胞調整施設 CPC　58
坐骨神経痛　62
サルコペニア　54
三環系抗うつ薬　11, 63, 112
三叉神経痛　62

し
シータバースト刺激　114
自家骨髄間葉系幹細胞　58
磁気共鳴画像診断装置　54
磁気刺激治療法　114
刺激条件　111
刺激鎮痛法　57
自己効力感　75, 101, 163
自殺念慮　94, 96
持続性抑うつ障害　94
失感情言語症　81
失感情症　81
シナプス　20, 37, 54
自閉症スペクトラム障害　84
社会的な機能障害　89
社会的敗北ストレス　13, 20, 23, 146
シャム刺激　115
集学的痛みセンター　134, 145, 146, 148
集学的チーム医療　69, 148
集学的慢性疼痛診療チーム　146
集学的リハビリテーション　70
修正型電気けいれん療法　94
主観的不快指数　103
腫瘍壊死因子α　38
上下腹神経叢　64
条件刺激　100, 102
上喉頭神経痛　62
小精神療法　92, 93
情緒障害　84, 85
除痛効果　116

徐波睡眠　24
侵害刺激　3
侵害受容　4, 5, 7, 11, 12, 54
神経栄養因子　32
神経筋疾患　82
神経根症　62
神経根性疼痛　53
神経再生医療　59
神経障害性痛の薬物療法ガイドライン　11
神経障害性疼痛　6, 11, 13, 16, 24, 39, 40, 54, 61, 71, 111, 121
神経障害性疼痛診断ツール　55
神経障害性疼痛メカニズム　37, 38
神経痛性筋萎縮症　62
神経の可塑的変化　71
神経破壊薬　64
神経ブロック　12, 61, 62, 64, 106, 146, 163, 166
神経メカニズム　19
人工多能性幹細胞　31
心身相関　80
身体愁訴　94
身体的な虐待　80
心的外傷後ストレス障害　98
心理社会的因子　71, 86, 159
心理社会的要因　12, 14, 57, 63, 165
心理的虐待　80
診療科横断型の共通の教育プログラム　153
心理療法　57, 71, 107, 145, 153

す
睡眠障害　14, 24, 81, 83, 94, 162
ストレッサー　103, 104

せ
生活の質　46, 53, 62, 121, 147, 160
精神障害の診断と統計の手引き　92
精神症状・行動障害　89
精神的・身体的なストレス　93
精神分析療法　93
生体防御機構　11
生体防御系　80
性的虐待　80
生物・心理・社会的疼痛症候群　159
生物学的要因　12
生物心理社会(的)モデル　12, 13, 24, 48, 69, 91, 107, 146, 156, 159
生物心理社会的リハ　74
脊髄くも膜下麻酔後頭痛　62
脊髄硬膜外電気刺激療法　112
脊髄後根神経節　32
脊髄刺激療法　64
脊髄障害性疼痛　59, 62

脊髄損傷後疼痛 54, 163
脊柱管狭窄（症） 62, 82
脊椎手術後疼痛症候群 112
舌咽神経痛 62
舌痛症 82, 121, 129
セロトニン 20
セロトニン・ノルアドレナリン選択的再取込み阻害薬 63
セロトニン選択的再取込み阻害薬 63
線維筋痛症 11, 62, 81, 114, 163
前運動野 112, 113
全身性エリテマトーデス 82
前帯状回 5, 7, 8, 14, 24, 115
仙腸関節外側枝 64
仙腸関節症 62
先天性肢端紅痛症 32
先天性無痛無汗症 3
前頭前皮質 5, 101
前頭前野 14, 55
前頭前野背外側部 15
前頭葉眼窩面 111, 115
全般性不安障害 98

そ
相互関係 107
側坐核 5, 7, 8, 14, 17
側頭動脈炎痛 62

た
大うつ病性障害 94
体感幻覚 91, 95
大後頭神経三叉神経痛 62
帯状回 111
帯状疱疹後神経痛 11, 55, 62, 127
大転子疼痛症候群 98
大脳運動野電気刺激療法 111
ダイノルフィン 39
脱フュージョン 105
脱抑制型の対人交流 84

ち
チーム医療 48, 61, 105, 128, 162
知覚神経細胞 31
知覚神経ブロック 64
知覚神経マーカー 32
知的障害 84
遅発性筋痛 54
中枢機能障害性疼痛 11
中枢性疼痛症候群 15, 75
中枢性脳卒中後疼痛 112, 115
中性刺激 99, 100
超音波下法 64

つ
椎間板ヘルニア 62, 91
痛覚過敏 15

て
適応障害 92, 96
テニス肘 62
テリパラチド 54
電気痙攣療法 114
電気療法 57

と
統合失調症 91, 92, 94
透視下法 64
投射ニューロン 39
疼痛の知覚 12
疼痛バイオマーカー 55
糖尿病性神経障害 55
糖尿病性のニューロパチー 91
特発性後頭神経痛 62

特発性肋間神経痛 62
徒手療法 74
ドパミンシステム 56

な
内因性オピオイド鎮痛系 75
内因性疼痛修飾系 71
内側前頭前野 18
内側前頭皮質 7
難治性神経障害性疼痛 111

に
日常生活動作 46, 62, 70, 121
ニッポン一億総活躍プラン 143
日本における慢性疼痛保有者の実態調査 45
日本ペインクリニック学会治療指針 62
ニューロパチー 91
認知機能障害 95
認知行動療法 7, 11, 47, 57, 61, 69, 86, 92, 103, 128, 162, 166
認知再構成法 105
認知思考プロセス 100

の
脳脊髄圧減少症 62
脳卒中後疼痛 62, 114
脳内抑制系ネットワーク 19
脳報酬系 21
脳由来神経栄養因子 32, 39, 114

は
パーキンソン病 111
パーソナリティー障害 92, 94, 95
バイオメカニクス・アライメント異常 71
背外側前頭前野 113
背側縫線核 24
破局的思考 63, 101, 165
曝露療法 102
パニック障害 98
パルス高周波法 64, 145
パルブアルブミン 39
反社会性パーソナリティー障害 94, 95
反復経頭蓋磁気刺激 111

ひ
ピアサポートグループ 163
光遺伝学的手法 20, 24
尾骨痛 62
膝OA痛 71
皮質内抑制 116
尾状核容量 84
非ステロイド性抗炎症薬 56, 63, 145
ビスフォスフォネート 54
非定型顔面痛 62
非特異的腰痛 13, 53

ふ
不安障害 93, 94
不快情動系 81
腹腔神経叢 64
複合性局所疼痛症候群 40, 62, 72, 103, 114
不対神経節 64
物質関連障害 92, 94, 95, 146
物理療法 56, 74
不動 12, 13, 61
不眠症と慢性疼痛とうつ 13, 24
フラッシュバック 127

ブロック治療 133, 145
プロテインキナーゼCγ 39
吻内側被蓋核 20
分離すべり症 62

へ
閉塞性血栓血管炎 62
閉塞性動脈硬化症 62
ペイン・イメージング 54
ペイン・マトリックス 14, 16
ペーシング 70, 75
ベックうつスケール 115
変形性膝関節症 62, 69, 98, 121
変形性腰椎症 62
片頭痛 62

ほ
報酬刺激 23
ボクセル単位携帯計測 55
補足運動野 14, 112, 113
保存的治療 47, 121

ま
マインドフルネス 70, 86, 128, 162
マインドフルネス療法 104, 106, 107
マギル疼痛質問表 115
末梢神経刺激 112
末梢神経障害 129
末梢神経損傷後疼痛 62
マルチモーダル治療 61
慢性関節リウマチ 91
慢性膵炎 62
慢性痛教育センター 155
慢性痛対策基本法 143, 163, 165
慢性痛に対する集学的アプローチ 153
慢性痛リハビリテーション 166
慢性疼痛（慢性腰痛）に対するリハガイドライン 71, 72
慢性疼痛に関する実態把握調査 45
慢性疼痛の悪循環 100
慢性疼痛のスリーヒット仮説 85
慢性疲労症候群 74
慢性腰痛 11, 47, 53, 58, 69, 124, 160
慢性腰痛診療ガイドライン 70

み
ミオカイン 56
ミクログリア 37-39

む・め
無条件刺激 99, 100
メタロチオネイン 55

も
モノヨード酢酸誘発関節炎 54
モントリオール宣言 141

や
薬物依存 18, 92, 93
薬物療法 47, 56, 61 63, 69, 70, 73, 91, 94, 106, 145, 163

ゆ
有痛性糖尿病性神経障害 62
誘発電位 115

よ
陽性情動 13
腰椎ヘルニア 92

腰背部痛 82
抑うつ 75, 82, 83, 86, 94
翼口蓋神経痛 62

ら
ランダム化比較試験 49, 64, 129
ランダム比較トライアル 103
ランドマーク法 64

り
リウマチ性関節痛 123
理学・運動療法 12
理学療法 47, 56, 61, 69, 74, 106, 145, 166
梨状筋症候群 62
リハビリテーション 69, 93, 95, 128, 145, 159, 167
リプログラミング 31
リラクセーション 70, 104, 106

れ・ろ
レイノー症候群 62
ロコモ症候群 54, 162
肋間神経 64

わ
腕神経叢ニューロパチー 62

欧文索引

A
A model for conceptualizing the multilayered nature of pain 11
absenteeism 146, 147
ACC 14, 16, 19
ACh作動系 22
activity of daily living 46, 70, 121
ADAMTS-4/5 56
ADL 45, 46, 70, 121, 128, 134, 137
alexithymia 81
amygdala 14, 20
anhedonia 81
anterior cingulate cortex 14
ASIC 54
aversion 23

B
basolateral amygdala 20
BDI 115
BDNF 32, 38, 39, 114
Beck depression inventry 115
beta nerve growth factor 32
Bio-psycho-social model 159
biomechanics 54
Biomedical Model 98
BLA 20, 21
bNGF 32
Brain Derived Neurotrophic Factor 32, 114

C
catechol-O-methyltransferase 22
CBP 11, 69, 70, 74, 75
central 39
chronic low back pain 11
Classical Conditioning 99
CLBP 58
cognitive behavioral therapy 69
colony stimulating factor 1 37

complex regional pain syndrome 72, 114
COMT 22
COX-2 阻害薬 73
CPC 58
CRPS 11, 40, 72, 103, 114, 116
CSF1 37, 38
CT ガイド法 64

D
DA 26
DAT 21
DA 作動性 20
DA ニューロン 19, 20
Decade of Pain Control and Research 痛みの 10 年宣言 69
Declaration of Montréal 2010 141
deepTMS 114
default mode network 81
delayed onset muscle soreness 54
deprenyl-PET 53
Depression 14
diffusion tensor image 116
disease modifying OA drug 56
DLPFC 113
DLPT 15
DMN 81
dmPFC 18
DNIC アプローチ 101
DOMS 54
dopamine transporter 21
dorsal mPFC 18
dorsal raphe nucleus 24
dorsolateral pontine tegmentum 15
DRN 24
drug seeking 18
DTI 116

E
EEG 25
effective or not effective 116
EIH 25, 26, 74, 75
electrical motor cortex stimulation 111, 112
EMCL 58
EMCS 111, 114-116
EQ-5D 160
ERK 7, 39
exercise therapy is to train the brain 74
exercise-induced hypoalgesia 25, 74
exposure therapy 102
extracellular signal-related kinase 7

F
failed back surgery syndrome 112
fatigue-induced pain 74
fear-avoidance model 12, 13
FFD 49
fibromyalgia 11
finger floor distance 49
FM 11
fMRI 19, 54, 101, 115
functional connectivity 19
functional MRI 54

G
GABA 15, 16, 20, 38, 39, 116
GABA 神経細胞 32
GABA ニューロン 20
GDNF 32
GFAP 39
Glial-Cell Derived Neurotrophic Factor 32
Glu 作動性 15, 20, 24
GSK3 β 阻害薬 31

H・I
hDRG 32
IBS 11
IC 14, 16, 19
ICD 141
ICF 116
ICI 116
IMCL 58
induced pluripotent stem cell 31
InNP 111-115
Insomnia 14
insular cortex 14
interferon regulatory factor 38
intracortical facilitation 116
intracortical inhibition 116
IRF 38
irritable bowel syndrome 11
ISL1 32
islet 39

J
Japan Healthcare Consortium against Pain 163
JNK 39

K
K-L 分類 121
KCC2 38- 40
key regulator 20
kinematics 54
KMC 84, 85

L
late onset hypogonadism 128
lateral habenula 20
laterodorsal tegmentum 20
latVTA 20
LC 24
LDT 18, 20, 22
LHb 20, 22, 24
locus coeruleus 24
LOH 症候群 128

M
M1 14, 111
MAP キナーゼ 39
mECT 94
medial prefrontal cortex 18
MEP 113, 114
mesenchymal stem cell 59
mesocortico-limbic system 18
MIA 54
MMP-13 56
modified electroconvulsive therapy 94
monoiodoacetate-induced model of osteoarthritis 54
motor evokedpotential 113
mPFC 15, 18, 21
MR spectroscopy 55, 58
MR-guided focused ultra-sound surgery 72

MRI 53
MRI 検査 111
MSC 58, 59
multidisciplinary chronic pain management team 146

N
NAc 14, 15, 20, 21
NADPH オキシダーゼ 2 38
Neuro-rehabilitation 72
neuropathic pain 11, 16, 24
Neurotrophin 3 32
NGF 54, 56
NNT 11
nociception 11
nonREM (NREM) 睡眠 24
noradrenaline 24
Nox2 38
NPP 11, 16, 24, 26
NRS 33
NSAIDs 11, 49, 56, 73, 145
NT3 32
nucleus accumbens 14
Numerical Rating Scale 33

O
Operant Conditioning 98
optogenetics 20

P
P2X 54
P2X4R 38
PAG 14
pain behavior 11
pain catastrophizing 13
pain DETECT 55
pain-related anxiety 18
parental bonding instrument 83
parvalbumin 39
patient global impression of change 115
PBI 83
PCC 19
pCREB 26
pedunculopontine tegmental nucleus 22
perception of pain 11
periaqueductal grey 14
PET activation study 115
PFC 14, 16, 22, 24
PGC1- α 57
PGIC スコア 115
PKC γ 39
PL 17
PM 113
positron emission tomography 55
POU4F1 32
PPTg 22
preference 23
prefrontal cortex 14
prelimbic cortex 17
presenteeism 146, 147
projection neuron 39
PSL 26
PTSD 4, 91

Q
QPS 114
quadripulse stimulation 114
Quality of Life 19, 46, 49, 53, 70, 79, 107, 121, 147, 148, 160

R
radial 39
RCT 64, 129
REM 睡眠 22, 24
repetitive transcranial magnetic stimulation 111
RMTg 20
ROS 38
rostral ventromedial medulla 15
rostromedial tegmental nucleus 20
rTMS 111-115, 118
RVM 15

S
S1 14, 112, 113, 115
S2 14
SBP 18
SCN9A 遺伝子 32
SCS 112
sensory tract 116
SMA 14, 113
SNRI 11, 63
SPIO 53
SSRI 63
STAT3 39
Subjective Unit of Distress 103
SUD 103
suffering 11
superparamagnetic iron oxide 53
supplementary motor area 14
temporomandibular disorder 11

T
TGF-β ファミリー阻害薬 31
TH 26
TMD 11
TMS 111
TNF-α 38, 40, 54
Toll 様受容体 38
Tolosa-Hunt 症候群 62
Toronto Alexithymia Scale (TAS)-20 82
transcranial magnetic stimulation 111
triad 14, 24, 26
TRPV1 54, 56

V
VAS 49
VBM 55
VEGF/FGF/PDGF レセプター阻害薬 31
ventral pallidum 20
ventral tegmental area 18
vertical 39
visual analogue scale 49
Voxel-based morphometry 55
VP 20, 21
VPL 14
VPM 14
VTA 18, 26

W
WCP 139, 143
wind-up 現象 6
Wnt シグナル 31
World Congress on Pain 139

日本は慢性疼痛にどう挑戦していくのか

定価　本体2,500円（税別）

平成29年11月25日　第1刷発行

企画・編集　一般財団法人 医薬品医療機器レギュラトリーサイエンス財団
　　　　　　〒150-0002　東京都渋谷区渋谷2-12-15 日本薬学会 長井記念館
　　　　　　電話　03-3400-5634　　URL　http://www.pmrj.jp

発　　行　株式会社薬事日報社
　　　　　　〒101-8648　東京都千代田区神田和泉町1番地
　　　　　　電話　03-3862-2141　　URL　http://www.yakuji.co.jp/

©2017　　　　　　　　　　　　印刷・製本　株式会社日本制作センター
Printed in Japan

落丁・乱丁の場合は，お取り換えいたします。
ISBN 978-4-8408-1415-7　C3047